むかしの頭で診ていませんか？
腎臓・高血圧診療をスッキリまとめました

【編集】
長田太助
Daisuke Nagata

Learn Clinical Nephrology and
Hypertension in Fast and Easy Way

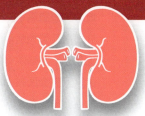

南江堂

執筆者一覧

編　集

長田　太助	ながた　だいすけ	自治医科大学内科学講座腎臓内科学部門

執　筆（執筆順）

大河原　晋	おおかわら　すすむ	自治医科大学附属さいたま医療センター腎臓内科
川村万里子	かわむら　まりこ	NTT東日本関東病院高血圧・腎臓内科
竹内　康雄	たけうち　やすお	北里大学腎臓内科
齋藤　修	さいとう　おさむ	自治医科大学内科学講座腎臓内科学部門
椎崎　和弘	しいざき　かずひろ	自治医科大学大学院医学研究科抗加齢医学研究部
水原　諒子	みずはら　りょうこ	東海大学腎内分泌代謝内科
武田　真一	たけだ　しんいち	自治医科大学地域臨床教育センター蔵の街地域医療講座
武藤　重明	むとう　しげあき	日高病院腎臓病治療センター腎臓内科
平野　景太	ひらの　けいた	足利赤十字病院腎臓内科
坪井　伸夫	つぼい　のぶお	東京慈恵会医科大学腎臓・高血圧内科
森山　能仁	もりやま　たかひと	東京女子医科大学腎臓内科
伊與田雅之	いよだ　まさゆき	昭和大学病院腎臓内科
戸井田達典	といだ　たつのり	宮崎大学血液・血管先端医療学講座
清水　英樹	しみず　ひでき	船橋市立医療センター腎臓内科，リウマチ科
祖父江　理	そふえ　ただし	香川大学循環器・腎臓脳卒中内科
菅野　義彦	かんの　よしひこ	東京医科大学腎臓内科学分野
本田　浩一	ほんだ　ひろかず	昭和大学江東豊洲病院腎臓内科
涌井　広道	わくい　ひろみち	横浜市立大学循環器・腎臓・高血圧内科学

里中	弘志	さとなか ひろし	獨協医科大学腎臓・高血圧内科
土井	研人	どい けんと	東京大学医学部附属病院救命救急センター
瀬田	公一	せた こういち	国立病院機構京都医療センター腎臓内科
三瀬	直文	みせ なおぶみ	三井記念病院腎臓内科
田中	健一	たなか けんいち	福島県立医科大学腎臓高血圧内科学講座
森	建文	もり たけふみ	東北医科薬科大学腎臓内分泌内科
金﨑	啓造	かなさき けいぞう	金沢医科大学糖尿病・内分泌内科学
太田	樹	おおた たつる	帝京大学医療技術学部診療放射線学科
根本	遵	ねもと じゅん	竹村内科腎クリニック
岩﨑	昌樹	いわさき まさき	吉川内科医院
吉澤	寛道	よしざわ ひろみち	新小山市民病院腎臓内科・人工透析科
増田	貴博	ますだ たかひろ	自治医科大学医学部内科学講座腎臓内科学部門
今井	利美	いまい としみ	自治医科大学医学部薬理学講座臨床薬理学部門

序　文

　初期研修医がわれわれの診療科をローテーションしてくると，最初の自己紹介で「腎臓は苦手意識が強いので，なんとかできるように頑張ります！」という発言がなんと多いことか．自分が初学者だった頃を思い出しても，腎臓内科で扱うトピックスは理解しにくいものが多かった気がするので，なんとかこの現状を打破できないものかと常に考えていました．教科書的な知識と，実臨床での経験がうまく突合する機会が多いと知識は身になるのでしょうが，そこまで行かないうちに腎臓内科ローテーションが終了してしまう…というのが繰り返されているのが現実なのでしょう．また最近は，慢性腎臓病（CKD）を腎臓専門医と非専門医の両者が連携して診ていく方向性について，国からも提言が出されるようになり，腎臓非専門医（とくに一般医家の先生方）の腎臓診療に関する知識のブラッシュアップの必要性が叫ばれるようになってきています．これについても地域の講演会や勉強会を増やしたりして，現状を打開する方法が模索されていますが，なかなか決定打がありません．

　そんななかで企画されたのが本書です．教科書的に腎臓・高血圧疾患を網羅的に記載するのではなく，実際の診療でしばしば疑問に思う事柄について，その分野のプロフェッショナルの方々にわかりやすく，できる限り「スッキリ」まとめていただいたものです．相当コンパクトにまとめていただきましたが，最新のエビデンスにも配慮してあります．テーマによっては，ガイドラインにも明記されているものもありますが，なかにはかなり臨床経験に重きを置いたエキスパートオピニオン的なものもあります．しかし，全テーマについて，先に結論を明らかにした後に，その根拠について記載する形に統一しました．また，ところどころにColumnや執筆者の方々が実際経験された興味ある症例なども配置しましたので，肩の力を抜いて気楽に読んでいただけるのではないかと思います．

　本書を通読していただいた後，「いままで腎臓・高血圧疾患で感じていた心の障壁がなくなった！」と感じてくださる臨床の先生方が今後ますます増えていくことを祈念しております．

2019年4月

長田太助

目 次

1	eGFR は GFR ではありません	大河原　晋	1
2	尿定性検査で蛋白±なのに潜血 3+	川村万里子	8
3	健診で見つかった蛋白尿	竹内　康雄	15
4	尿沈渣で何を見る？	齋藤　修	22
5	血清リンを測って意味があるのか？	椎崎　和弘	28
6	血清カルシウムが高いとき	水原　諒子	34
7	ナトリウムが高いとき/低いとき	武田　真一	42
8	カリウムが高いとき/低いとき	武藤　重明	48
9	腎生検をなぜ行うのか？	平野　景太	55
10	蛋白尿はなぜ悪い？	坪井　伸夫	60
11	ジピリダモールで蛋白尿は減るか？	森山　能仁	67

#			
12	それはネフローゼ症候群です	伊與田雅之	73
13	IgA腎症を疑ってください	戸井田達典	80
14	いつANCA関連血管炎を疑うか？	清水　英樹	87
15	食塩感受性でなくても減塩する？	祖父江　理	94
16	たんぱく質制限が必要なのは誰か？	菅野　義彦	99
17	それは腎性貧血ですか？	本田　浩一	106
18	それは本当に腎実質性高血圧？	涌井　広道	113
19	いつ二次性高血圧を疑うか？	里中　弘志	120
20	ループ利尿薬は腎臓をもっと悪くする？	土井　研人	128
21	本当に透析が必要な急性腎障害（AKI）	瀬田　公一	134
22	CKDでも使える痛み止め	三瀬　直文	140
23	CKDで骨折するか？	田中　健一	145
24	CKDで利尿薬をどう使う？	森　建文	152

25 CKDで使う経口糖尿病治療薬 ─────────── 160
金﨑　啓造

26 治療して得する高尿酸血症は？ ─────────── 167
太田　樹

27 CKD患者の便秘はどう対応する？ ─────────── 172
根本　遵

28 CKD患者の抗凝固療法 ─────────── 179
岩﨑　昌樹

29 経口吸着炭製剤は意味があるか？ ─────────── 186
吉澤　寛道

30 〈高血圧＋CKD〉でRA系阻害薬を処方するとき ─────────── 193
増田　貴博

31 高齢者の高血圧はどう管理する？ ─────────── 200
今井　利美

索　引 ─────────────────────────── 207

1 eGFRはGFRではありません

結論から先に

- 血清クレアチニン（Cr）値に基づくeGFRcreatはGFRの評価方法として広く普及していますが，真のGFRを表す指標ではありません．
- eGFRcreatは筋肉量の少ない高齢者，CKD症例，心不全症例，さらには肝硬変症例ではGFRを過大評価する可能性があり，その使用に注意が必要です．
- eGFRcreatに代わるGFR評価方法として，血清シスタチンC（Cys-C）値に基づくeGFRcysの算出や24時間蓄尿を用いたクレアチニンクリアランスの測定，などが挙げられます．日常臨床では，最適と思われる方法を用いてGFRを含めた腎機能の評価を行う必要があります．

GFR（糸球体濾過量）とは？

- 糸球体濾過とは，腎糸球体内の毛細血管を通して血漿が濾過される現象を指します．
- GFR（glomerular filtration rate：糸球体濾過量）とは単位時間あたりの腎糸球体で濾過される血漿量を意味します．このGFRは腎臓1個につき100万個とされる糸球体数，心拍出量の20％にも達する腎血流量，1 m^{2}にも及ぶ糸球体係蹄面積，糸球体内圧，さらには糸球体内静水圧，などにより規定されます．

- 腎機能評価のうえで GFR の把握は理想的ではありますが，**現代の医学をもってしても，その正確な把握は困難です．**

GFR の把握方法にはどのようなものがあるか？（表1）

1 イヌリンクリアランス
- 分子量 5,200 のイヌリンは糸球体で完全に濾過され，尿細管での再吸収・分泌を受けないために精密な GFR 測定に使用されます．ただし，その測定は非常に複雑であり，日常臨床で使用されることはありません．

2 クレアチニンクリアランス（CCr）
- 分子量 113 の小分子量物質であるクレアチニン（Cr）は近位尿細管での分泌があるために，厳密な意味での GFR を表す指標ではありません．しかしながら，内因性物質の測定であること，さらに Cr 測定の簡便さなどから，日常臨床では GFR 評価の代用方法として広く使用されています．Cockcroft-Gault の式（推算クレアチニンクリアランス：eCCr）は CCr に近似するものとして古くから知られていますが，その不正確性のため，最近の臨床の現場では使用されなくなりました．

3 血清 Cr 値に基づく推算糸球体濾過量（eGFRcreat）[1]
- 日本腎臓学会から報告された日本人の eGFRcreat 算出式は国内の日常臨床で幅広く使われるようになり，一般臨床への慢性腎臓病（CKD）の概念の普及に一役を買うことになりました．現在では，CKD 症例の GFR 評価のみならず，健診時の腎機能評価，さらにはその経年的変化の評価にも使用されるようになっています．

4 血清 Cys-C 値に基づく推算糸球体濾過量（eGFRcys）[2]
- シスタチン C（Cys-C）は分子量 13,300 の小分子蛋白で，ほ

表1　各種 GFR 評価方法の利点と欠点

クレアチニンクリアランス：CCr（mL/分）

算出式	CCr＝尿中 Cr（mg/dL）×尿量（mL/分）/血清 Cr（mg/dL）×1.73/体表面積（m^2）
利 点	・腎機能評価方法として古くより使用されており，日常臨床では一定以上の評価を得ている ・Cr 測定は安価かつ容易であること
欠 点	・近位尿細管より分泌されるために腎機能を過大評価すること ・24 時間蓄尿の煩雑性および正確性の問題

推算クレアチニンクリアランス：eCCr（mL/分：Cockcroft-Gault の式）

算出式	eCCr＝(140−年齢)×体重（kg）/72×血清 Cr（mg/dL）×0.85（女性の場合）
利 点	・年齢・体重・血清 Cr 値・性別から算出ができ，簡便であること
欠 点	・40 年以上前に提唱された式で，信頼性に欠けることが問題であると認識されている

血清 Cr 値に基づく推算糸球体濾過量：eGFRcreat（mL/分/1.73m^2）

算出式	eGFRcreat＝194×血清 Cr$^{-1.094}$×年齢$^{-0.287}$×0.739（女性の場合）
利 点	・年齢・血清 Cr 値・性別から算出ができ，簡便であること
欠 点	・筋肉量の直接的な影響を受けるために，筋肉量が少ない症例では GFR を過大評価してしまう ・肝硬変症例では腎機能低下に対する血清 Cr 値の上昇に乏しく，真の GFR を反映しなくなる

血清 Cys-C 値に基づく推算糸球体濾過量：eGFRcys（mL/分/1.73m^2）

算出式	eGFRcys＝(104×Cys-C$^{-1.019}$×0.996^{年齢}×0.929（女性の場合))−8
利 点	・年齢・血清 Cys-C 値・性別から算出ができ，簡便であること ・筋肉量の影響を受けない指標であること ・各種病態の影響を受けにくいこと
欠 点	・ステロイド投与中には影響を受けること ・保険診療上，その測定は 3 ヵ月に一回のみの算定となること

かの蛋白と複合体を形成しない，近位尿細管で再吸収されるもののアミノ酸に代謝され，血中には戻らない，などの理由により，クリアランスを示す指標ではなく，内因性 GFR 評価方法として利用されています．
- さらに，早期腎障害時の軽微な GFR 低下においても血清 Cr 値より先に血清 Cys-C 値の上昇がみられることから，GFR 低下と血清 Cr 値の上昇の乖離，いわゆる blind range を埋める指標とも考えられています．
- eGFRcreat 算出式とともに日本腎臓学会より eGFRcys の算出式も提唱されています．

eGFR 算出式に内在する誤差とは？

- eGFRcreat は血清 Cr 値から算出される GFR の把握方法です．血清 Cr 値の測定は安価で安定していることから，この方法に基づく GFR 把握の試みは日常臨床で広く普及しています．ただし，血清 Cr 値はいくつかの要因により影響を受けるため，その値の解釈には注意が必要です．
- 血清中の Cr は筋肉内のクレアチンやクレアチンリン酸の代謝産物であるため，筋肉量自体から直接的な影響を受けます．体格の良し悪しに伴う筋肉量のみならず，様々な疾患による筋肉量の変化などによっても影響を受けることになり，結果として eGFRcreat は GFR を過大評価する可能性があります．
- 血清 Cys-C 値に基づく eGFRcys は eGFRcreat に比し安定した値を示すことが知られています．Cys-C はすべての有核細胞よりほぼ一定量が産生されるため，血中の濃度が筋肉量の影響を受けないことがその理由の 1 つです．
- ただし，血清 Cys-C 値も血清 Cr 値と同様に高齢者や女性で

は産生が低下し，反対にステロイド投与によって，その産生亢進による血中濃度の上昇をきたすために，eGFRcys 値の解釈にも注意が必要です．

eGFRcreat の限界と eGFRcys の有用性（表 2）

1 高齢者
- 高齢になるにつれて，活動性および蛋白摂取量の低下が全身の筋肉量減少に関連することが知られています．したがって，高齢者では eGFRcreat による GFR 評価は過大評価となる可能性が高く，CCr，もしくは筋肉量の影響を受けない eGFRcys による評価が望ましいと考えられます．

2 CKD 症例
- 簡便な GFR 評価法である eGFRcreat の使用のもと，CKD の概念の普及と浸透が図られてきましたが，高度な腎機能低下が表れる CKD 症例でも eGFRcreat の使用には注意する必要があ

表 2 各種病態と GFR 評価方法

	GFR 評価に eGFRcreat が不適切な理由（可能性を含めて）	より適した GFR 評価方法
高齢者	・筋肉量の減少	・eGFRcys ・CCr
CKD 症例	・筋肉量の減少	・eGFRcys ・CCr
肝硬変症例	・筋肉量の減少 ・肝臓でのクレアチン合成の低下 ・近位尿細管での Cr 分泌の亢進 ・高ビリルビン血症時の見かけ上の血清 Cr 値の低下	・eGFRcys ・CKD-EPI creatinine-cystatin C equation[3]
心不全症例	・筋肉量の減少	・eGFRcys ・CCr

ります．このような症例では，筋肉量の低下とともに身体活動性の低下を引き起こすサルコペニアの合併頻度が高く，さらに食事療法の1つであるたんぱく質制限を過度に行った場合，全身の筋肉量が減少する可能性も考えられます．
- 日常臨床では，高度CKD症例での透析療法の開始基準をeGFRcreatのみで判断することは少なく，蓄尿によるCCrの算出，さらにはeGFRcysの評価など，多面的な腎機能評価を行ったうえで，その適応を判断します．

3 肝硬変症例

- eGFRcreatが真のGFRを反映しない代表的な病態として肝硬変が挙げられます．肝硬変症例においては腎機能低下の程度に比して，血清Cr値の上昇が低いことが知られています．これは，栄養障害に伴う筋肉量の減少に加えて，肝臓でのクレアチン合成の低下，近位尿細管でのCr分泌の亢進，さらには高ビリルビン血症時の見かけ上の血清Cr値の低下，などに起因します．
- このために肝硬変症例のGFR評価にはeGFRcreatではなく，eGFRcys，さらには血清Cr値と血清Cys-C値の両者を組み合わせた式（CKD-EPI creatinine-cystatin C equation）[3]によるGFR評価が望ましいことが報告されています．

4 心不全症例

- 心不全症例では，サルコペニアに精神活動性低下を加味したフレイルと称される病態の合併頻度が非心不全症例の6～7倍にも及ぶことが報告されています．したがって，心不全症例においてもGFR評価はeGFRcreatよりeGFRcysを用いて行うことが望ましいでしょう．

> **TAKE HOME MESSAGE**
>
> eGFRcreat は以下の状況では真の GFR と近似しません．
> ・高齢者・CKD 症例・心不全症例などのサルコペニアやフレイルを呈する病態では筋肉量減少のために eGFRcreat は GFR に近似した値となりません．
> ・肝硬変症例では，複合的要因により血清 Cr 値は腎機能を反映しにくくなるため，eGFRcreat は GFR に近似した値となりません．

文 献

1) Matsuo S et al: Collaborators developing the Japanese equation for estimated GFR: revised equations for estimated GFR from serum creatinine in Japan. Am J Kidney Dis **53**: 982-992, 2009
2) Horio M et al: Performance of GFR equations in Japanese subjects. Clin Exp Nephrol **17**: 352-358, 2013
3) Inker LA et al: Estimating glomerular filtration rate from serum creatinine and cystatin C. N Engl J Med **367**: 20-29, 2012

2 尿定性検査で蛋白±なのに潜血3+

結論から先に

- 血尿の定義は，尿沈渣で赤血球5個/HPF以上が一般的です．尿路感染や尿路結石など一過性の血尿も多いため，まずは再検査を行い，精査が必要かを見極めましょう．
- 持続する血尿では，以下のように考えます．

> ① 肉眼的血尿ならまず泌尿器疾患を考えます．
> ② 顕微鏡的血尿は中高年なら尿路上皮癌を疑い，若年なら腎炎を考えます．

- 糸球体性血尿で尿潜血3+，尿蛋白±の場合には，IgA腎症，Alport症候群，菲薄基底膜病などが考えられます．

尿潜血3+は何を意味するのか？

- 尿潜血陽性率は加齢とともに上昇し，男性よりも女性で高く，50歳以上の女性では20～30％にのぼります．
- 試験紙法による尿潜血反応はヘモグロビンと反応するペルオキシダーゼ活性を利用したもので，ヘモグロビン尿，ミオグロビン尿，細菌や白血球中に含まれるペルオキシダーゼ，精液中に含まれるジアミンオキシダーゼでも陽性になります．
- このため，顕微鏡で実際に赤血球があるかを確認することが重要です．赤血球以外の尿沈渣に疾患のヒントが隠れているかもしれません．

- また，変形赤血球の有無は血尿の由来を推測するのに有用です．

尿潜血3＋，沈渣でも赤血球を認めたら

- 尿沈渣で赤血球5個/HPF以上，つまり血尿であったとしましょう．患者さんは何か悪い病気かと心配するかもしれませんが，自然消失する場合や病的意義がない場合もあります[1]（**図1**）．
- 一方で，悪性腫瘍や腎炎などの可能性もあることを説明し，精査の必要性を理解してもらうのが良いでしょう．
- 次のステップは肉眼的血尿か顕微鏡的血尿かです．肉眼的血尿のなかでも以下の2点を聴取しましょう．

① 排尿時痛，頻尿，尿閉などを伴うか，あるいは無症状か
② 上気道炎に伴う血尿か

- ①は尿路感染や結石，悪性腫瘍などの泌尿器疾患，②は糸球体腎炎などの内科疾患のヒントになります．

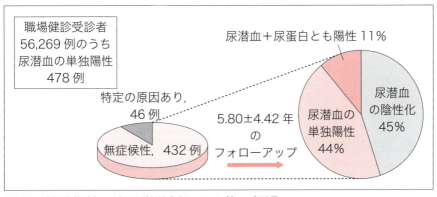

図1 健診指摘の血尿単独例とその後の経過

［文献1を基に作成］

肉眼的血尿，顕微鏡的血尿それぞれのアプローチ

1 肉眼的血尿をみたら

- 小児や25歳以下の若年者を除くと，肉眼的血尿の原因は泌尿器疾患がほとんどのため，専門施設へ紹介する際は泌尿器科が良いでしょう．
- 泌尿器疾患として見逃したくないのが尿路上皮癌や腎癌です．とくに**50歳以上では，肉眼的血尿のもっとも多い原因は膀胱癌**であるため，膀胱鏡も推奨されます．
- ほかには尿路結石，出血性膀胱炎，前立腺肥大，腎動静脈奇形，腎梗塞，ナットクラッカー症候群，腎嚢胞出血などがあります．
- 内科的疾患すなわち糸球体性血尿のなかでは，IgA腎症の感冒時や溶連菌感染後急性糸球体腎炎で肉眼的血尿をきたすことがあります．

2 顕微鏡的血尿をみたら

- 日本のガイドライン[2]をシンプルにしてみました（**図2**）．す

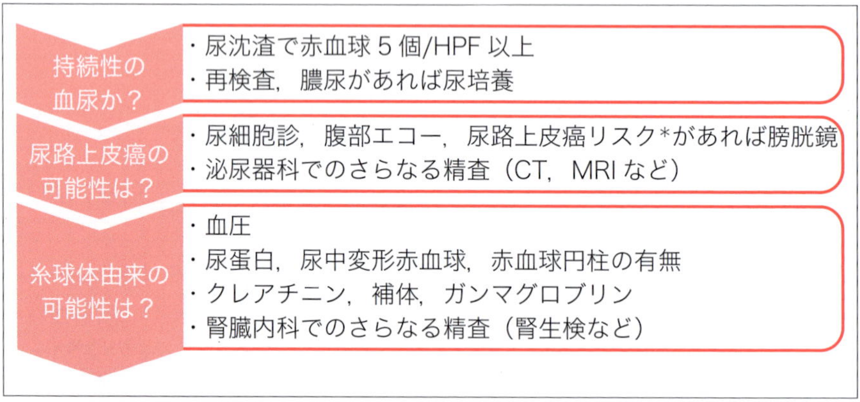

持続性の血尿か？	・尿沈渣で赤血球5個/HPF以上 ・再検査，膿尿があれば尿培養
尿路上皮癌の可能性は？	・尿細胞診，腹部エコー，尿路上皮癌リスク*があれば膀胱鏡 ・泌尿器科でのさらなる精査（CT，MRIなど）
糸球体由来の可能性は？	・血圧 ・尿蛋白，尿中変形赤血球，赤血球円柱の有無 ・クレアチニン，補体，ガンマグロブリン ・腎臓内科でのさらなる精査（腎生検など）

図2　顕微鏡的血尿における3ステップ

***尿路上皮癌のリスクファクター**：40歳以上の男性，喫煙歴，肉眼的血尿，膀胱刺激症状，尿路感染の既往，泌尿器科疾患，骨盤放射線照射歴，シクロホスファミド治療歴，化学薬品曝露，フェナセチン（鎮痛剤）多用

［文献2を基に作成］

べての血尿に尿路上皮癌のスクリーニングが必要です．リスクファクターがない場合は尿細胞診，エコー（超音波検査）やCTなど非侵襲的なスクリーニングを行います．
- ただし，尿細胞診の膀胱癌に対する特異度は90％以上ですが感度は11〜76％にとどまるため，リスクファクター（図2）がある場合は，これらに加え泌尿器科紹介のうえ膀胱鏡を施行します．
- 糸球体性血尿を疑う尿所見として，変形赤血球，赤血球円柱，蛋白尿0.5 g/gCr以上があります．高血圧や腎機能障害がある場合も腎疾患を積極的に疑い，腎臓内科に紹介します．
- 腎臓内科では各種抗体，免疫グロブリン，補体といった採血項目に加え，エコーやCTで腎形態の評価も行い，これらの結果から腎生検の適応を検討します．

尿潜血3＋かつ尿蛋白±

1 血尿の強い腎炎はどのようなものがあるか？

- 血尿はあるが蛋白尿が陰性〜軽度で考えられる主な糸球体疾患として，IgA腎症，Alport症候群，菲薄基底膜病が挙げられます．ヒントとなる所見は，

> ① 感冒時の肉眼的血尿やIgA高値→IgA腎症
> ② 10歳前から繰り返す肉眼的血尿，感音性難聴，家族歴
> 　→Alport症候群
> ③ 腎機能正常な顕微鏡的血尿の家族歴→菲薄基底膜病

2 蛋白尿が陰性〜軽度な腎炎の予後とは？

- 井関らは蛋白尿の程度が強いと透析のリスクが高くなることを

報告しました[3]．日本の健診は検尿を含んでおり，腎疾患の早期発見に優れています．
- 血尿も大規模研究では末期腎不全のリスクであることが報告されていますが，末期腎不全と強く相関するのは蛋白尿であり，CKD 診療ガイドライン[4]では GFR と尿蛋白による重症度分類，それに応じて専門家へ紹介することが推奨されています(**表1**)．
- IgA 腎症の予後について，Szeto らの報告[5]で尿蛋白 0.4 g/日以下，正常血圧，腎機能正常の顕微鏡的血尿を呈する IgA 腎症 72 例を中央値 7 年フォローアップし，尿蛋白 1 g/日以上は 33％，高血圧は 26％，血清 Cr＞1.4 mg/dL または CCr＜70

表1 CKD の重症度分類と専門家への紹介基準

	蛋白尿区分		A1	A2	A3
糖尿病	尿アルブミン定量 (mg/日) 尿アルブミン/Cr 比 (mg/gCr)		～29	30～299	300～
糖尿病以外	尿蛋白定量（g/日）尿蛋白/Cr 比 (g/gCr)		～0.14	0.15～0.49	0.50～
GFR 区分 (mL/分/1.73m^2)	G1	90～		血尿＋なら紹介	
	G2	60～89			
	G3a	45～59	40 歳未満は紹介	腎臓専門医へ紹介	
	G3b	30～44			
	G4	15～29			
	G5	＜15			

＊ , , の順に死亡，末期腎不全，心血管死の発症リスクが高い．
＊＊上記以外に，3 ヵ月以内に 30％ 以上の腎機能悪化があれば速やかに紹介
［日本腎臓学会編：エビデンスに基づく CKD 診療ガイドライン 2018，東京医学社，p4，2018 より許諾を得て改変し転載］

mL/分は7％でした．これより，尿蛋白が少ない腎炎の予後は悪くないと考えられます．

❸ 腎生検の適応は？

- 蛋白尿が陰性または軽度な顕微鏡的血尿に対して腎生検を行うべきかの結論は出ておらず，腎生検により正しい診断・治療，予後予測につながる可能性がある一方，侵襲に見合ったベネフィットが得られないこともあります．
- 現在の IgA 腎症ガイドラインでは尿蛋白 0.5 g/gCr 日以下でステロイド治療が推奨されていないことを考えると，①尿蛋白が増加したときや，②若年で腎生検のリスクを上回りベネフィットがある場合に行うべきと考えます．

精査で異常のない顕微鏡的血尿のフォロー

- 日本の血尿診断ガイドライン[2]では肉眼的血尿の出現や排尿障害があれば尿路上皮癌の再スクリーニングが推奨されます．
- 無症状であれば健康診断で尿検査をフォローアップするのが良いでしょう．

TAKE HOME MESSAGE

- 血尿では尿路上皮癌など悪性腫瘍の鑑別が必須です．フォローアップには健診を上手に利用しましょう．
- 蛋白尿が陰性または軽度な糸球体性血尿では，年齢などリスク・ベネフィットを考慮し腎生検の必要性を判断しましょう．

文　献

1) Yamagata K et al: A long-term follow-up study of asymptomatic hematuria and/or proteinuria in adults. Clin Nephtol **45**（5）: 281-8, 1996
2) Horie S et al: Japanese guidelines of the management of hematuria 2013. Clin Exp Nephrol **18**: 679-89, 2014
3) Iseki K et al: Proteinuria and the risk of developing end-stage renal disease. Kidney Int **63**（4）: 1468-74, 2003
4) 日本腎臓学会編：エビデンスに基づくCKD診療ガイドライン2018，東京医学社，東京，2018
5) Szeto CC et al: The natural history of immunoglobulin A nephropathy among patients with hematuria and minimal proteinuria. Am J Med **110**: 434-7, 2001

3 健診で見つかった蛋白尿

結論から先に

- 尿蛋白は心血管病や腎機能低下の危険因子です．健診での尿検査は，腎疾患の早期発見のためにも重要で，正しく評価する必要があります．
- 健診で尿蛋白陽性が見つかった場合は，以下の段取りで確認を進めてください．

① 再検査
② 尿蛋白定量検査
③ 血尿の有無の確認
④ 腎機能の確認

尿蛋白は何のサインか？

- 慢性腎臓病（chronic kidney disease：CKD）の定義には腎機能低下と尿蛋白がそれぞれ独立して示されています．これは腎機能にこだわらず，尿蛋白陽性だけで心血管病の危険因子になるからです．また，尿蛋白の存在は腎機能低下の危険因子でもあります．CKDを早期に見出し，合併症を進行させないためにも尿蛋白を正しく評価することが不可欠です（別項「10 蛋白尿はなぜ悪い？」も参照ください）．
- 健診では簡便な定性的検査法が選択されます．尿検査は試験紙法で行われ，アルブミンの検出に特異的です．本来，血漿中の

アルブミンは腎糸球体を通過できません．それは①分子の荷電による charge barrier と，②分子の大きさで制限する size barrier があるからです[1]（図1）．

- 基底膜は陰性荷電による charge barrier，上皮細胞の足突起間に存在するスリット膜は size barrier として主要な働きをしています．また，血管内皮細胞は有窓性ですが，表面は glycocalyx という糖脂質で覆われており血漿蛋白は通過しないようになっています．これらのバリアに異常が生じればアルブミン尿がみられることになり，高血圧，糖尿病，薬剤性，自己免疫，遺伝子異常など多くの原因が挙げられます．
- 健診での尿検査の目的が腎疾患の早期発見であることを考えれば，アルブミン尿の検出は重要です．

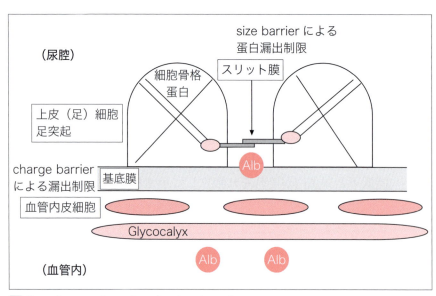

図1 charge barrier と size barrier
Alb：アルブミン

［文献1を基に作成］

健診で「尿蛋白陽性」をみたら

- 健診での「尿蛋白陽性」は糸球体疾患の可能性を含むので，①再検査，②尿蛋白定量検査，③血尿の有無の確認，④腎機能の確認，を行います．

1 再検査は日を変えて（①）

- まず生理的蛋白尿と病的蛋白尿の区別です．生理的蛋白尿には起立性，運動後，発熱後などがあります．起立性は小児に多く，早朝第一尿で陰性，来院時（立位時，運動後）は陽性になります．また，運動後，発熱時の蛋白尿は安静後や解熱時に再検査しましょう．生理的蛋白尿なら一過性です．

2 尿蛋白定量検査 ―PCRを求めよう―（②）

- 尿蛋白濃度は尿の希釈の状態によって異なります．希釈尿なら尿蛋白濃度は低値，早朝尿など濃縮尿では高値になり偽陰性，偽陽性がみられます．したがって，試験紙法の結果はあくまで大体の指標として扱い，尿比重も一緒にみておくと良いでしょう．

- 再検査で病的（持続的）蛋白尿が疑われたらその程度を調べます．24時間蓄尿検査は良い方法ですが，自宅での蓄尿の煩雑さや不完全な蓄尿での評価のばらつきから受診時の随時尿による尿蛋白/クレアチニン比（protein−creatinine ratio：PCR）が有用です．クレアチニン（Cr）は筋肉内で産生され，そのまま糸球体で濾過され排泄されます．日本人成人の平均的体格なら1日のCr排泄量は体表面積 $1.73\ m^2$ あたり大体1gなのでPCRは尿蛋白量（g/日）に相当するというわけです．

○PCRは以下の計算式で容易に求められます．

PCR（g/gCr）＝随時尿中蛋白濃度（mg/dL）/随時尿中Cr濃度（mg/dL）

（通常 0.3 g/gCr 以上を異常値とみます）

症例

22歳女性．健診で尿蛋白を指摘されて来院．尿比重：1.032，定性2＋，随時尿中蛋白濃度：20 mg/dL，尿中Cr濃度：270 mg/dL．PCR＝0.07 g/gCr．
⇒健診時の濃縮尿での偽陽性と考えられます．

- 随時尿で尿中アルブミン濃度を測定すれば糖尿病性腎症の評価に重要な微量アルブミン尿の定量もできます．
- PCR評価で注意すべき点は体格，筋肉量が偏っている場合です．筋肉量の多い男性はPCRが過少評価，また高齢の女性や長期臥床の方では過大評価されやすくなります．なお，蓄尿検査では尿蛋白定量だけでなくカリウム排泄量，食事の塩分摂取やたんぱく質摂取量なども解析することができ，食事管理の適正さや電解質異常の検索にも有用です．

3 血尿・腎機能障害の有無を確認（③，④）

- 詳細は「血尿」「腎機能障害」に関する他項を参照ください．
- 腎疾患を見出すためには，尿蛋白，血尿，腎機能測定は切り離して考えることはできません．尿潜血や血清Cr値，eGFR（推算糸球体濾過量）の結果を確認しましょう．

どの時点で専門医へ紹介する？（図2，図3）

- 尿蛋白から考えると，**早朝尿，随時尿ともに陽性の場合が問題**です．図2の②に該当，あるいは③の腎機能異常がみられれば紹介すべきです．
- では潜血陰性，腎機能も正常の場合はどうすべきでしょう？やはり1回は紹介し，方針を相談しておくのが良いと思います．患者さんにも「尿蛋白は軽くみてはいけないな」という意識をもってもらう意味もあります．
- 繰り返しになりますが，**試験紙法での尿蛋白陽性はアルブミン尿を示し，糸球体疾患の存在**を示します．遺伝性，自己免疫など原因は様々ですが，必ず**悪化の有無を定期的に確認**することが必要です．

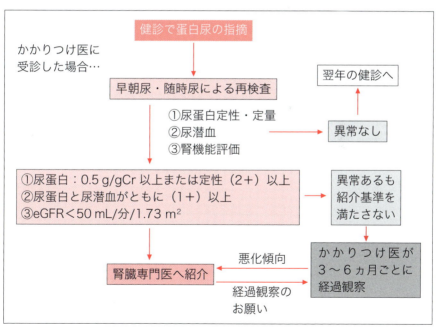

図2 尿検査結果の評価と専門医との連携

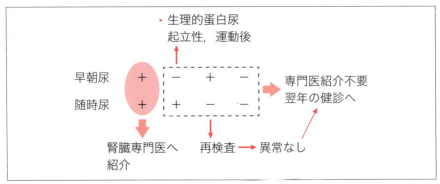

図3 尿蛋白の結果からのアプローチ

こんな患者さんがいました

> **症 例**
>
> 40歳女性．20歳代から健診でときどき尿蛋白を指摘されていました．30歳代なかばでかかりつけ医から「専門医へ相談してみたら」と言われ当院を受診しました．尿蛋白1＋，定量にて0.4 g/gCr．尿潜血陰性で尿沈渣も異常なく，血清 Cr 0.6 mg/dL．家族歴で父親が透析患者であったことから腎疾患の可能性が高いと判断され，かかりつけ医で4ヵ月ごとに定期観察となりました．
>
> 3年程経過したところで尿蛋白定量0.8～1 g/gCrと増加傾向を認め，腎生検を施行しました．腎生検での診断結果は「Fabry病」でした．
>
> 本例は，尿検査では定性・定量検査をともに行うこと，再検査で少しでも異常あれば必ず経過観察を行うこと，かかりつけ医と専門医の連携の重要さが示されたと言えます．

Column　尿蛋白陰性なのに腎機能低下を認める場合

- 尿細管性蛋白尿の存在に注意してください．骨髄腫に伴う免疫グロブリン軽鎖やBence-Jones蛋白，尿細管間質性腎障害に伴うβ2-ミクログロブリンなどの可能性があります．また，腎硬化症や抗リン脂質抗体症候群，コレステロール塞栓症など血管性疾患も鑑別の対象になります．尿所見陰性の腎機能低下にも重大な疾患が隠れていることがあります．

TAKE HOME MESSAGE

- 再検査で病的蛋白尿が疑わしい場合は，異常の程度を知るために随時尿により尿蛋白/Cr比を調べましょう．
- 腎疾患の早期発見のためには，蛋白尿だけでなく，尿潜血や血清Cr値，eGFRも合わせての評価が必要です．
- 早朝尿，随時尿でともに蛋白尿陽性の場合は，専門医へ紹介してください．

文　献
1) 河内　裕, 福住好恭：糸球体性蛋白尿の発症機序. Medicina 51(8)：1567-1569，2014

4 尿沈渣で何を見る？

結論から先に
- 尿沈渣所見を解釈することで腎臓の障害部位を推察できますし，見逃してはいけない重要な所見があるため，行う必要があります．
- 特徴的な尿沈渣所見により診断がつく希少疾患が存在します．

具体的にどうするか？[1]
- 尿沈渣は，血漿分離に使う程度の遠心機と顕微鏡があればどこでも行うことが可能な検査です．
- 可能であれば早朝尿を用いますが，外来患者の場合は採取直後の随時尿でも良いです．
- 尿沈渣を調べる際には中間尿を用います．とくに女性の場合には経血などからの赤血球や白血球などの混入を防ぐためにも中間尿の採取が大事です．
- 尿は 10 mL 程度採取し，採尿後はできるだけ速やかに検査を行います．4 時間以上経過した尿は円柱などの成分が減少し，赤血球形態の評価にも適しません．

なぜ尿沈渣は重要視されなくなってきたのか？
- 尿沈渣は上記のように比較的簡便な器具を用いて評価が可能な検査です．しかし，最近では尿中バイオマーカーの研究などが脚光を浴びやや軽視されがちになっています．

- 尿沈渣は，できるだけ新鮮な検体を用いて，病理検査同様に熟練した検査技師による検鏡が必要になります．そのため，外注検査で正確な診断を行うことが困難であり，尿沈渣があまり検査されなくなってきた一因となっています．

尿試験紙法と尿沈渣を用いた診断プロセス

1 尿潜血陽性時の沈渣（図1）

- 多くの場合は，尿潜血陽性であれば尿沈渣でも赤血球陽性となります．血尿陽性の場合，次に重要なのは，血尿は糸球体からの出血なのか，下部尿路からの出血なのかを鑑別することです．
- 糸球体からの出血の場合，赤血球は腎髄質部の，ヘンレ係蹄で高浸透圧に曝され，皮質部の遠位尿細管では等浸透圧に戻り，再度，集合尿細管で高浸透圧に曝されます．赤血球の寿命は約120日ですが，このような萎縮と膨張を繰り返すと，若い赤血球が比較的形態を保つのに対して，寿命が近い古い赤血球では元の形態を保持できず変形赤血球になります．その結果，尿中に不均一な赤血球が検出されます．

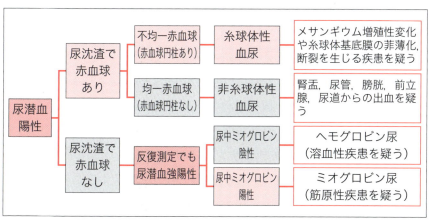

図1 尿潜血陽性時の診断プロセス

- **赤血球円柱**は糸球体から出血した赤血球がヘンレ係蹄の下降脚のような非常に細い空間を通過する際に形成されます．しかし，下部尿路での出血は血餅のような構造は形成しても赤血球円柱を形成することはありません．赤血球円柱は血尿の程度，尿の濃縮度や尿検体の状態により，必ずしも毎回検出されるわけではありませんが，一度でも検出されれば糸球体性血尿と判定できる重要な所見です．

2 尿蛋白陽性時の沈渣

- 尿蛋白は下部尿路での感染症が否定的な場合は，腎実質性障害を強く示唆する所見です．具体的には糸球体，または近位尿細管の異常を示唆する重要な所見です．
- 高度な蛋白尿が認められるときは**卵円形脂肪体**，**ロウ様円柱**，**脂肪円柱**が尿沈渣に認められます．
- 卵円形脂肪体は近位尿細管が尿管腔の蛋白や脂質蛋白を再吸収し，これが過量となったために死滅し尿管腔側に脱落して認められる尿沈渣所見です．
- ロウ様円柱は蛋白や脂質蛋白がヘンレ係蹄の下流の尿細管で尿濃縮により凝固して生じる均質無構造な円柱です．
- 脂肪円柱は，この卵円形脂肪体とロウ様円柱が一緒になり検出されたものです．
- これらの尿沈渣所見を認めた場合には尿蛋白の定量を行い，慢性腎臓病（CKD）であれば尿蛋白分類の A1〜A3 のどのステージに相当するかを調べる必要があります．
- また，尿蛋白が 1 g/日程度検出されている例では，尿蛋白のうち IgG とトランスフェリンのクリアランス比から測定可能な尿蛋白選択性指数（selectivity index）を測定することにより，尿蛋白を生じる原因疾患の推定に役立ちます．

見逃してはいけない尿沈渣所見

1 細胞, 円柱所見

①白血球円柱：激しい腎炎が生じているときに出現する所見です．ANCA関連腎炎やループス腎炎などによくみられます．白血球円柱が生じている際には糸球体に半月体を形成していることが多く，数ヵ月で腎不全に至る危険性が高いことから，迅速に腎臓専門医に紹介する必要があります．

②グリッター細胞（輝細胞）：白血球で細胞質が輝くようにみえるものをグリッター細胞（輝細胞）と呼びます．これは生きている状態の好中球であることが多く，腎盂腎炎で高頻度に検出されます．しかし，実際に白血球の生細胞であるかどうかはステルンハイマー染色で鑑別する必要があります．ステルンハイマー染色で染まれば死細胞，染まらなければ生細胞と判断することより確実に診断できます．

③異型細胞：核に対する細胞質比が低い細胞を異型細胞として報告します．これは膀胱，尿管，前立腺，腎臓の癌細胞を示唆する所見ですが，尿沈渣では細胞診用の染色は行わないので，改めて尿細胞診を依頼しなくてはいけません．決して見逃してはいけない尿沈渣所見です．

④細胞質内封入体細胞：種々のウイルス感染時に出現する細胞です．ウイルス感染以外にも腎盂腎炎，膀胱炎，回腸導管術後などで検出されることがありますが，腎移植後やステロイド治療などを行っている易感染性患者では要注意な所見です．

⑤マルベリー小体，マルベリー細胞：Fabry病に認められる特徴的な尿沈渣所見です．上皮細胞にglobotriaosylceramide（Gb3）が蓄積し，渦巻き状構造物が詰まった桑の実状の細胞として検出されます．この渦巻き状の構造物は偏光顕微鏡で，「マルタ

の十字」と呼ばれる重屈折性の糖脂質として観察されます．

2 結晶成分[2]

①シスチン結晶：無色で六角形の板状結晶でホモシスチン尿症に特徴的な尿沈渣所見です．

②シュウ酸カルシウム結晶：正八面体の結晶で尿路結石の原因になります．シュウ酸はホウレンソウに非常に多く含まれることから，このような結晶が生じている患者さんではホウレンソウの摂取制限や牛乳などのカルシウムを多く含む食品との同時摂取（胃でシュウ酸カルシウムが形成されシュウ酸が吸収できなくなるため）が必要になります．

③尿酸結晶：黄褐色の結晶で棒状，菊花状，鉄アレイ状などの構造をとります．尿管結石の原因となり尿管結石の既往がある患者さんでは，尿のアルカリ化と尿酸合成阻害薬の投与が必要です．通常は乳幼児に認められることはまれですが，Lesch-Nyhan症候群のようなプリン体代謝異常がある疾患では検出され早期診断に有用な所見となります．

④尿酸アンモニウム結晶：尿路の細菌感染で認められる棘状の突起が特徴的な結晶です．通常はアルカリ尿で認められることが多いですが，小児のロタウイルス感染や成人の下剤の乱用では酸性尿で尿酸アンモニウム結晶が認められることが近年多く報告されています．

● これらの尿沈渣を実際に自分の目で確かめたい方は，日本検査専門医学会ホームページに尿沈渣所見が多数，問題形式で紹介されていますので，ぜひ参照ください．
（http://www.jaclap.org/candidate/seminar_ur1.html）

> **TAKE HOME MESSAGE**
>
> ・尿試験紙法で尿蛋白もしくは尿潜血陽性を示した症例では，必ず尿蛋白定量と尿沈渣検査を行いましょう．
> ・尿沈渣検査は採尿後 4 時間以内に観察することが必要なので，外注検査での観察が困難な場合には腎臓専門医がいる医療機関へ紹介しましょう．

文　献
1) 日本臨床衛生検査技師会：尿沈渣検査法 2010，東京，2011
2) 小関紀之ほか：尿沈渣における主な成分の鑑別ポイント．埼玉臨床検査技師会誌 64（1）：16-35，2017

5 血清リンを測って意味があるのか？

結論から先に

- 日本腎臓学会は，血清リン（P）値が高値であるほど慢性腎臓病（CKD）患者の生命予後・腎機能予後は不良であるため，CKDステージにかかわらず各施設の基準値内に保つことを推奨しています[1]．
- 血清P値はCKDの末期まで上昇することが少ないですが，上昇は明らかな全身でのリン負荷状態の亢進を示しているため，定期的に測定するべきです．
- 尿中P値などと合わせて測定することにより，尿中P排泄率（fractional excretion of phosphorus：FEP）を算出することができ，これを指標にすると残存する腎機能に対するP負荷の状態を評価できます．

$$FEP = (尿中 P/血清 P)/(尿中 Cr/血清 Cr) \times 100 (\%)$$

- 血清P値が基準値以内でもFEPが上昇すればP負荷の軽減を目指した介入が必要となります．

CKDに伴う骨ミネラル代謝異常（CKD-MBD）はいつから始まるのか？（図1）[2]

- P代謝調節因子である線維芽細胞増殖因子（fibroblast growth factor-23：FGF23）は，CKDの進行に伴い腎機能が低下すると（eGFR＝60 mL/分/1.73 m^{2}前後に低下すると）上昇し始め

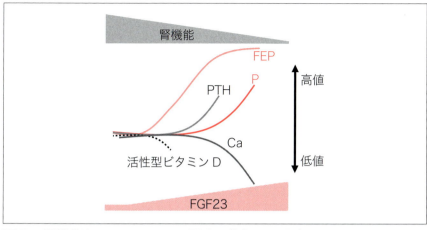

図1 腎機能とCKD-MBDに関する指標との関係
CKDの進行によりeGFRが60 mL/分/1.73 m² 前後に腎機能が低下すると血中FGF23とFEP値が上昇し始め、それに引き続いて活性型ビタミンDの低下や副甲状腺ホルモン（PTH）の上昇が現れる．CKDが末期状態に進行すると、FGF23などのP利尿ホルモンに腎臓が反応できなくなり、FEPの上昇が頭打ちになるため血清P値が上昇する．

［文献2を基に作成］

ます．これに引き続きほかの因子も変化するため、この頃からCKDに伴う骨ミネラル代謝異常（CKD-mineral and bone disorder：CKD-MBD）が始まると考えられます．

- CKDの進行により腎機能が低下しても、PやCaなどのミネラルの恒常性を維持する機構が作動するため、血清P値はCKDの末期になるまで上昇しません．
- CKDが末期ではないにもかかわらず、血清P値が上昇する場合は、Pを含む食品の過剰摂取（たんぱく質制限を遵守していないことも含む）やCKDに関連しない骨ミネラル代謝障害の可能性を示唆しています．

どうしてPを管理しなければいけないのか？

- 非透析患者でも透析患者と同様に，血清P値の上昇が死亡のリスクとなることが示されています[1]．
- 健常者でも，血清P値は心血管イベントやCKDの発症や進展と関連することが示されています[1]．
- CKDの早期からのP管理は，その後のCKDの進行により発症する副甲状腺の過形成を含めたCKD-MBDの発症や進展の予防に有用であると考えられます．
- Pの管理が影響するCKD-MBDの具体的な病変として，以下が挙げられます．

① 副甲状腺の過形成が進行します．とくに，より進行した結節性過形成では，様々な内科的治療に抵抗性を示します．
② 副甲状腺機能亢進症に伴う骨病変により骨折が起こりやすくなります．
③ 一般的な動脈硬化病変である粥状硬化（内膜のアテローム形成）とは異なる特徴的な動脈硬化病変（Mönckeberg型と呼ばれ，中膜にPやCaなどのミネラルが沈着）や心臓の弁膜の石灰化などの心血管病変や全身性の循環障害が発症します．

血清P値が正常範囲のCKDでは

- 尿中P値などと合わせて測定することによりFEPを算出することができます．FEPはPとCrのクリアランスの比であることから，残存する腎機能に対応するP排泄量（P負荷量）と考えられます．
- CKDの進行過程で，eGFRが60 mL/分/1.73 m^2 前後となる頃

からFGF23の上昇によりFEPも上昇し始めます．eGFRが10 mL/分/1.73 m^{2}前後までCKDが進行すると，FGF23が上昇してもFEPはプラトーに達し，この頃から血清P値が上昇します（図1）[2]．
- 現在の保険診療ではFGF23の測定は承認されていないため，CKDが末期になる（血清P値が上昇する）までのFGF23の代用としても**FEPの測定が有用**と考えらます．

食事療法を行っても正常範囲を超えるときは

- 日本腎臓学会では，可能であれば正常範囲内を目標として高P血症の治療を行うことが望ましいと考え[3]，とくに，生命予後改善の観点から，食事療法を行っても血清P値が正常範囲を超えるCKDステージG3b〜5の患者さんにリン吸着薬の投与を推奨しています[4]．
- 現在，保存期CKDの高P血症に保険適用のあるリン吸着薬は，炭酸カルシウム，炭酸ランタン，クエン酸第二鉄，ビキサロマーの4剤のみです（表1）．
- CKDの進行，心血管病変の合併，生命予後などの観点から，どの薬剤を推奨できるかを示す明確なエビデンスは存在しませんが，カルシウム非含有リン吸着薬はカルシウム含有リン吸着薬に比べ，死亡，血管石灰化進行を抑制する効果をもっている可能性があることから，使用を考慮しても良いとされています[3]．
- 個人的な経験で言えば，低Ca血症や鉄欠乏を合併する場合は，それぞれ炭酸カルシウムやクエン酸第二鉄の投与を血中のCaや鉄のモニタリングをしながら行うことを第一に推奨します．
- なお，カルシウム製剤や金属製剤は臓器に沈着する危険性があ

表1 リン吸着薬の特徴

リン吸着薬の分類	リン吸着薬の一般名	保険適用透析期	保険適用保存期	臓器沈着の危険性	その他の問題点	血液などでモニタリング（評価項目）
カルシウム製剤	炭酸カルシウム	○	○	長期および不適切な過剰投与で危険性を伴うと考えられる	高Ca血症	○（血清Ca）
金属製剤	炭酸ランタン	○	○	長期および不適切な過剰投与で危険性を伴うと考えられる	悪心・嘔吐などの消化器症状	×
金属製剤	クエン酸第二鉄水和物	○	○	長期および不適切な過剰投与で危険性を伴うと考えられる	鉄過剰症	○（血清鉄,鉄飽和度,フェリチン）
金属製剤	スクロオキシ水酸化鉄	○	×	長期および不適切な過剰投与で危険性を伴うと考えられる	鉄過剰症	○（血清鉄,鉄飽和度,フェリチン）
リン酸結合性ポリマー	セベラマー塩酸塩	○	×	なし	腸閉塞などの消化器症状	×
リン酸結合性ポリマー	ビキサロマー	○	○	なし	腸閉塞などの消化器症状	×

ること，ポリマー製剤は消化器障害の合併があることなども考慮して，個々の患者さんに適した薬剤を選択すべきでしょう（**表1**）．

TAKE HOME MESSAGE

①血清P値は定期的に測定すべきです．
②尿中P値もあわせて測定することが望ましいでしょう．
③血清および尿中P値などより算出したFEPの上昇の抑制を指標にして，栄養指導や薬物療法など行いましょう．

文　献
1) 日本腎臓学会編：エビデンスに基づく CKD 診療ガイドライン 2013
2) Akiyama K et al: Biological and clinical effects of calciprotein particles on chronic kidney disease-mineral and bone disorder. Int J Endocrinol. 2018 Mar 27; 2018: 5282389
3) 日本腎臓学会編：エビデンスに基づく CKD 診療ガイドライン 2018，東京医学社，東京，2018
4) 山縣邦弘ほか：腎障害進展予防と腎代替療法へのスムーズな移行　CKD ステージ G3b～5 診療ガイドライン 2017（2015 追補版）．日腎会誌 59（8）：1093-1216，2017

6 血清カルシウムが高いとき

結論から先に

- 高カルシウム（Ca）血症の原因は，副甲状腺機能亢進症と悪性腫瘍の2つによるものが多いです．近年は，骨粗鬆症に対するカルシウム製剤や活性型ビタミンD製剤の投与による高Ca血症も増加しています．
- 軽度の高Ca血症では無症状のことが多いですが，血清Ca値が上昇するにつれて食思不振・嘔気・便秘などの消化器症状，口渇・多飲・多尿などの尿崩症症状が出現し，重症では意識障害が出現することがあります．
- 治療は輸液により脱水の補正を行いつつ，ビスホスホネートやデノスマブ，カルシトニン製剤で血清Ca値を低下させます．重症の場合は血液透析を考慮します．

血清Ca値はどのように調節されるか？

- Caのバランスは，腸管での吸収，腎臓での糸球体濾過と尿細管再吸収によって調節が行われています．加えて最大の貯蔵庫である骨も，血清Ca値に影響を及ぼします．
- 腸管，腎臓，骨におけるCaの動態には，主にPTH，活性型ビタミンDという2つの調整因子が関わっています．
- PTHは，直接的には，腎遠位尿細管においてCaの再吸収を促進するとともに，骨からのCaの動員（骨吸収）を促進することで血清Ca値を上昇させます．また，間接的には，腎近位尿

細管におけるビタミンD活性化によって腸管でのCa吸収を促進し，血清Ca値を上昇させます．
- 活性型ビタミンDは，腸管においてCaの吸収を促進し，腎遠位尿細管においてCaの再吸収を促進することで血清Ca値を上昇させます．一方，副甲状腺でのPTHの合成・分泌を抑制し，ネガティブフィードバックを形成します．
- カルシトニンは骨吸収を抑制することにより血清Ca値を低下させますが，ヒトにおける生理的役割は非常に弱いと考えられています．

どんな原因が多いのか？

- 症状のない成人では，**副甲状腺機能亢進症が最多の原因**です．成人で2番目に多い原因は悪性腫瘍です．肺癌，乳癌が原因疾患のことが多く，しばしば意識障害や倦怠感，食思不振などの症状を伴います．
- 近頃，骨粗鬆症に対するカルシウム製剤やサプリメント，活性型ビタミンD製剤の投与による高Ca血症も発生しています．リスクは脱水，高齢，不動であり，高齢者の高Ca血症例では内服歴を注意深く聴取する必要があります．後述の「こんな患者さんがいました」に症例を紹介しています．

検査は正しかったのか？

- 精密検査を行う前に，血清Ca値が正しく評価されているかを再確認しましょう．血中に存在するCaには，蛋白結合型，イオン結合型，イオン型の3種類があります．これらのうち問題となるのは，イオン化Ca値です．アルブミン（Alb）が低値の場合は，血清Ca値が見かけ上，低下するため，イオン化

Caを直接測定するか，補正Ca値を求める必要があります．

> 補正Ca値（mg/dL）= 血清Ca値（mg/dL）+ [4 - 血清Alb値（g/dL）] ×（0.8～1.0）*
> *日本では0.8はかけずに使用することが多いです．

- 酸塩基平衡異常もイオン化Ca値に影響します．過換気で呼吸性アルカローシスになると，Albと結合するCaの割合が増加し，イオン化Ca値が減少します．

どんな症状が現れる？

- 軽症例では症状がないことが多いです．血清Ca値が上昇するにつれて，食思不振，便秘などの消化器症状，疲労，うつなどの神経障害，多尿などの症状が現れます．重度になると神経障害（脱力，錯乱，昏睡），消化器（嘔吐，腹痛），腎障害，心電図でQT間隔短縮などが起こります．
- 原発性副甲状腺機能亢進症では，線維性骨炎や尿路結石，腎石灰化を伴うことがあります．

詳しい検査を！

- 問診で発症時の状況や併存疾患，薬剤歴，食事歴，ビタミンの摂取歴，腎機能障害，不動などを確認します．多くの場合，以上の問診から鑑別診断を絞ることができます．
- intact PTH，PTH関連蛋白（PTHrP），$1,25(OH)_2D$，尿中Ca排泄，血清リン（P）値を測定し，診断に矛盾がないか確認します．
- 血清Ca値と血清P値は，調節因子の多くを共有し，お互いの代謝に影響を及ぼすため，**血清P値測定は鑑別に役立ちます**．

- 高Ca血症とともに低P血症を有する場合は，腎臓に対するPTH作用の亢進が推測され，原発性副甲状腺機能亢進症の可能性があります．
- 一方，血清P値が正常〜高値の場合は，内因性あるいは外因性の活性型ビタミンD上昇に原因がある可能性があります．
- 担癌患者ではPTHrPによるもののほか，骨への直接浸潤による高Ca血症も起こります．
- 尿中Ca排泄が少ない場合（尿中Ca/Cr < 0.3 mg/gCr）はサイアザイド系利尿薬によるCa排泄低下が原因かもしれません．また，まれに家族性低Ca尿性高Ca血症が原因のこともあります．
- 悪性リンパ腫，サルコイドーシスでは，内因性の活性型ビタミンD産生が亢進し，高Ca血症を生じる場合があります．

具体的にどう治療する？

- 高Ca血症に伴う症状がある場合，速やかな治療が必要です．
- 血清Ca値が12 mg/dL以下で症状がない場合には，早急な治療は必要ありません．12〜14 mg/dLの場合も慢性経過で症状がない場合は，原因精査を優先します．
- 高Ca血症では，尿の濃縮障害や飲水不足のため，しばしば循環血漿量が低下しています．これがさらに高Ca血症を増悪させるため，補液による補正が必要です．輸液は患者さんの心機能，腎機能によって調整が必要ですが，1時間あたり200〜300 mLの生理食塩水を投与し，その後は1時間あたり100〜150 mLの尿量を維持するよう継続します．
- 従来，Caの尿中排泄を促進する目的でループ利尿薬が用いられていましたが，これは1日10 Lの補液をする治療法がベー

スになっています．心不全や腎不全がない場合は必ずしも初期治療に必要ではありません．

1 カルシトニン製剤

- 腎臓のCa排泄を増やし，骨において破骨細胞を阻害し，吸収を抑制します．効果は弱いですが即効性があるため，重症な高Ca血症の治療の際には輸液とともに好んで使われます．受容体のダウンレギュレーションにより耐性を生じるため，3日間程度の使用にとどめましょう．

処方例
エルカトニン（エルシトニン®）　40単位　12時間ごとに筋注

2 ビスホスホネート：ゾレドロネート，パミドロネート

- 中等度から高度の高Ca血症に対して，生理食塩水やカルシトニン製剤よりも強力に作用します．悪性腫瘍やその他の原因による骨の過度な再吸収の調整にとても役立ちます．発現までは2〜4日かかり，効果は1〜2週間持続します．ゾレドロネート（ゾメタ®）はパミドロネート（アレディア®）に比べ強力であり，比較的短時間で投与することができるため，より一般的に使われています．副作用として顎骨壊死を起こすことがあるため，使用前に余裕があれば歯科に紹介しましょう．

処方例
ゾレドロネート（ゾメタ®）　4 mgを生理食塩水100 mLに希釈し，15分以上かけて点滴静注

3 デノスマブ

- 抗RANKL（receptor activator of NF-κB ligand）抗体で，破骨細胞の骨吸収を阻害します．重篤な腎障害のためにビスホスホネートが禁忌，もしくは難治性の高Ca血症に使われます．

ビスホスホネートと同様，副作用として顎骨壊死を起こすことに注意が必要です．

> **処方例** デノスマブ（ランマーク®） 120 mg 皮下注

4 血液透析
- 腎機能低下例や心不全例，血清 Ca > 16 mg/dL や症候性など緊急性が高い場合に考慮しましょう．

血清 Ca 値が低いときは？

- 低 Ca 血症の急性症状としては，テタニー，喉頭痙攣，痙攣，錯乱，徐脈，QT 延長，心機能低下があります．慢性症状としては，知能低下，認知障害，錐体外路症状，骨軟化症，くる病などがあります．
- 高 Ca 血症の場合と同様，まずは血清 Ca 値が正しく評価されているかを再確認しましょう．
- 低 Ca 血症の原因は慢性腎臓病（CKD）が最多で，次に PTH の分泌不全もしくは作用不全によるものが多いです．
- 低栄養，重度の肝不全，高齢者，抗痙攣薬などではビタミン D が不足したり，肝臓におけるビタミン D 活性化能が低下したりするため，低 Ca 血症となります．
- 軽度の低 Ca 血症の場合，病因に応じてカルシウム製剤，活性型ビタミン D 製剤の経口投与のみで治療が可能です．

こんな患者さんがいました

> **症 例**
>
> 91 歳女性．転倒により左大腿骨頸部を骨折し，整形外科にて入院加療後，リハビリ転院となりました．徐々に食思不振，腎機能増

悪を認め，転院からおよそ1ヵ月後に再紹介となりました．転院時の血清 Cr 値は 1.00 mg/dL でしたが紹介時は 3.95 mg/dL で，補正 Ca 値は 14.6 mg/dL でした．エルデカルシトール（エディロール®），L-アスパラギン酸カルシウム水和物（アスパラ-CA®）が処方されていました．高 Ca 血症に伴う自覚症状は認めませんでしたが，口腔内乾燥，皮膚ツルゴール低下などの脱水所見を認めました．高 Ca 血症による急性腎障害（AKI）として活性型ビタミン D 製剤，カルシウム製剤は中止，細胞外液の補液を行いました．その後血清 Ca 値は速やかに降下し，腎障害も改善しました．

TAKE HOME MESSAGE

- 高 Ca 血症患者をみたときは，重症度に応じて治療の必要性を考えましょう．
- 高 Ca 血症の鑑別の際は，原発性副甲状腺機能亢進症と悪性腫瘍を考える前に，まずは薬剤のチェックをしましょう．
- 血清 P 値は高 Ca 血症の原因の鑑別に有用であり，必ずセットで測定しましょう．

Column　CKD-MBD と P のバランス

- CKD 患者では腎機能低下の進行とともに高 P 血症，低 Ca 血症，活性型ビタミン D の低下，PTH 分泌亢進（二次性副甲状腺機能亢進症）などの骨ミネラル代謝異常を呈することがあり，これを CKD-MBD と言います．
- CKD により GFR が低下すると，P のバランスを維持するために，P 利尿ホルモンである FGF23 や PTH の分泌が亢進します．これらの P 利尿作用の結果，P のバランスは一定に保たれますが，FGF23 は同時に腎臓での活性型ビタミン D 産生を抑制するため，CKD 早期

- から活性型ビタミンDは低下します．
- このような状況でCKDがさらに進展すると，初期にはPTHやFGF23の過剰分泌によって代償されていたP蓄積が顕在化し，高P血症を呈するようになります．
- 活性型ビタミンD産生はさらに低下し，これらの状態は副甲状腺を刺激し，PTHの分泌を促します．この状態を二次性副甲状腺機能亢進症と言います．長時間刺激され続けた副甲状腺は腫大し，やがて自律的にPTHを分泌します．

Column　CKD-MBDで高Ca血症？

- 通常，CKD患者では血清Ca値は低くなりますが，高P血症や低Ca血症の治療のために炭酸カルシウムやほかの活性型ビタミンD製剤を使用され，高Ca血症となる場合があります．
- また，透析患者において高回転型骨病変など骨吸収が亢進した場合では，骨から血中へのCaの移動により高Ca血症が悪化する場合もあります．

文　献

1) Kestenbaum B, Drüeke TB: Disorders of calcium, phosphate, and magnesium, metabolism. Comprehensive Clinical Nephrology, 5th Ed, p124-141, Saunders, 2015
2) 柴垣有吾：より理解を深める！　体液電解質異常と輸液，第3版，深川雅史（監），p174-191，中外医学社，2007
3) 駒場大峰：高カルシウム血症．レジデントノート **20**（2）：232-236，2018
4) LeGrand SB et al: Narrative review: furosemide for hypercalcemia: an unproven yet common practice. Ann Intern Med 2008; 149: 259-263
5) Hu MI et al: Denosumab for treatment of hypercalcemia of malignancy. J Clin Endocrinol Metab 2014; 99: 3144-3152

7 ナトリウムが高いとき/低いとき

結論から先に

- もっとも頻度の高い電解質異常で，お馴染みの問題かもしれませんが，院内死亡率[1]，さらには長期の生命予後[2]にも深く関与することが示されるなど，重要性が再認識されています．
- 重症例では速やかな対応が必要ですが，その一方で「急いては事を…」，治療を急ぎ過ぎると重篤な合併症を生じます．1日に何度もモニタリング（血液検査）を行うなど，治療方針の細やかな見直しをいとわないことが大切です．
- 医原性のことも少なくなく，輸液管理中など好発患者の認識も重要になります．また，慢性化すると治療の危険性は増加するため，早期発見を心がけましょう．

まずは体液分布・組成や腎臓の役割について考えてみる

- ヒトの体内水分量は，男性で60％（女性で50％）に及びます．そのうち，ほとんど（2/3）は細胞内液（ICF）で，臨床現場では検査できません．
- ナトリウム（Na）は細胞外液（ECF）内陽イオンの大部分を占めますが，体液の主要分布場所たる細胞内，すなわちICFでの濃度は12 mEq/L前後とECFの1/10足らずです．
- 血液検査は，総体液量のわずか8％程度の血清（血漿）濃度をみているに過ぎません．検査値のみに基づいた短絡的な補正は「木を見て森を見ず」，必ずしも全身状態の改善にはつながりま

せん．

- 腎臓はNa総量・濃度の調整を行う主要臓器で，血漿から1日約150Lもの原尿を産生しますが，そのうち99％を再吸収し，残りのわずか1.5L（1％）程度を尿として排泄するに過ぎません．体内のNa・水に多少の過不足が生じようとも，Na濃度に大きな変化を生じさせない役割を担っています．

体液量（細胞外液量）は多い？　少ない？

- Na値は濃度ですから，Na量と水の量の相対的関係で決まります．総量が少なくても高Na血症は起きますし（**図1**），過剰状態でも低Na血症を引き起こします（**図2**）．

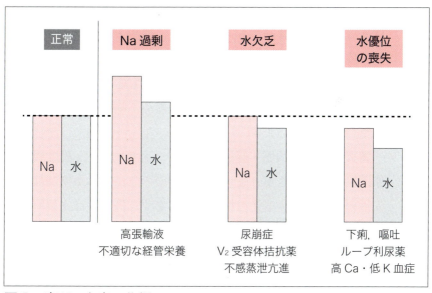

図1　高Na血症の分類
V_2受容体拮抗薬：バゾプレシンV_2受容体拮抗薬

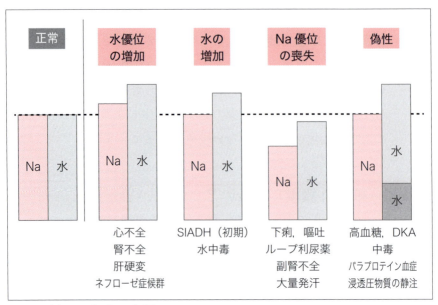

図2　低Na血症の分類
SIADH：バゾプレシン分泌過剰症，DKA：糖尿病性ケトアシドーシス

- 体液量の多寡を評価する方法として，血圧・脈拍数や浮腫の有無，皮膚ツルゴール評価といった理学所見に加え，脱水の評価に有用な検査を**表1**にまとめました．ただし，これらの指標は必ずしも同じ方向を示すものではなく，病歴とも照合しながら整合性を確認します．
- 一番大切なのは病歴・経過の把握で，直接的にNa濃度異常の原因検索にもつながります．短期間での急激な体重増減は，信頼性の高い体液量変化の指標になります．医原性は主要原因ですから，診療録の見返しやお薬手帳の確認も必須です．
- 腎臓という強力な調節装置が作用していれば，日常生活下ではNa濃度は適正に保持されます．低Na血症患者をみて安易に摂取不足と結論付けるのではなく，多面的に病的原因の検索に努めることが大切です．

表1 脱水の評価に有用な検査

血液検査	・ヘマトクリット値や蛋白濃度上昇といった濃縮所見 ・尿素窒素値の上昇［尿素窒素/クレアチニン（BUN/Cr）比＞20］
尿検査	・浸透圧や比重の上昇 ・Na 排泄率＜0.1％（腎不全のある場合は＜1.0％），尿素窒素排泄率＜35％ ・Na＜K
画像所見	・下大静脈の虚脱 ・心胸比の継時的縮小

緊急対応が必要か？ じっくり行くべきか？

- 何事も緊急治療は見切り発車的な危険性を有しますが，とくにNa濃度の補正においては，速過ぎると浸透圧性脱髄症候群や脳浮腫といった重篤な問題が生じます．下記症状（重症度）や慢性度に応じた治療計画が求められます．

- 高Na血症の特徴として口渇中枢刺激があり，進行すると脳細胞萎縮により筋興奮や神経反射の亢進，さらには痙攣といった中枢神経症状を呈します．最終的には昏睡に至り，脳全体が萎縮することで頭蓋内出血を引き起こすこともあります．

- 低Na血症では，立ちくらみなど循環血漿量低下に起因した症状が出やすく，脳浮腫による頭痛や嘔吐，傾眠，人格・性格変化も生じます．進行すると，高Na血症と同様に痙攣や昏睡に至ります．

- 慢性に経過した高齢者では，症状評価に苦慮することがあります．無症状かつ中等度（126±5 mEq/L）の慢性低Na状態でも，注意力低下や歩行の不安定化から転倒の危険が高まることが示されています[3]．些細なことでも中短期的な変化がないか，家族や施設職員などからも積極的な聞き取りを行いましょう．

- 慢性の場合，急激な補正による問題がより起きやすくなります．脳細胞は浸透圧物質量の出し入れをして細胞内浸透圧を調整しますが，この代償変化はおよそ2日間程度で起きるとされます．急性との判別がつかない場合は，慢性として治療します．

高Na血症を診療するには？

- 本来，口渇刺激に応じた飲水あるいはバゾプレシンによる尿濃縮が十分できれば，理論的には高Na血症にはなり得ません．適切な飲水行動ができない寝たきり高齢者のような，好発患者の見極めが大切です．低Na血症より頻度が低く，医原性が大多数を占めます（図2）．
- 低K・高Ca血症による二次性尿崩症など，ほかの電解質異常も原因となります．
- 高張浸透圧血症を呈しており，**点滴治療の基本は5％ブドウ糖液**です．体内投与後にブドウ糖は速やかに代謝されるので，自由水が補給されます．
- 脳浮腫を回避するため，症候性かつ急性の場合でも－12 mEq/L/日以内の補正にとどめます．

低Na血症を診療するには？

- まずは，高張性〜等張性低Na血症を除外します．血漿中に内因性（高血糖やケトアシドーシス）・外因性（中毒やパラプロテイン血症）の浸透圧物質が増加すると，水が血管内に移動してNaが希釈されます（偽性低Na血症）．
- 血清浸透圧は以下の式で予測されますが，薬物中毒など計算されない浸透圧物質が増加する病態では，実測値との解離が起こります（浸透圧ギャップ）．

> 予測血清浸透圧（mOsm/kgH$_2$O）＝
> 2×Na（mEq/L）＋血糖値（mg/dL）/18＋尿素窒素（mg/dL）/2.8

- 体液量の評価は必須です．重症度などを考慮して0.9％（生理的濃度）〜3.0％食塩水を点滴静注して補正しますが，急性の場合でも＋12 mEq/L/日，慢性の場合は＋8 mEq/L/日を超えないようにします．適宜フロセミドも併用し，体液量もコントロールしていきます．
- 最重症例では，初期には＋1〜2 mEq/L/時以内を目標とし，その後の症状や血清濃度をみながら補正速度を再調整します．
- 軽症〜無症候性の場合では，体液量増加型では，水制限も有効な治療になります．
- なお，溢水状態にある心不全患者に大量食塩水を投与することは避けなければなりません．

Take Home Message

- Na濃度異常は日常的に遭遇する電解質異常で，専門分野を問わず，いわゆる全身管理を行ううえでの必須項目と言っても過言ではありません．
- 慢性化・重症化させない早期発見が，もっとも重要な対応策と言えるでしょう．

文　献
1) Wald R et al: Arch Intern Med. 2010; 170: 294-302
2) Gankam-Kengne F et al: Kidney Int. 2013; 83: 700-706
3) Renneboog B et al: Am J Med. 2006; 119: 71.e1-8

8 カリウムが高いとき/低いとき

結論から先に

- 血中カリウム（K）濃度は，Kの負荷と排泄のバランスと，Kの細胞内外の移動によって規定されています．
- 高K血症は，①偽性，②細胞外液へのKの移動，③K過剰（内因性・外因性K負荷，腎臓からのK排泄障害）によって，低K血症は，①細胞内へのKの移動や②K欠乏（K摂取不足，Kの大腸または腎臓からの喪失）によって起こります．
- Kの過剰や欠乏で起こるK代謝異常症では，原疾患の治療とKの除去または補充を行います．

Kの体内動態と分布（図1）[1]

- Kは，その98％以上が細胞内に，残りのわずか1〜2％が細胞外液中に存在します．細胞外液中のKはNaポンプを介して能動的に細胞内へ，細胞内のKの一部はKチャネルを介して受動的に細胞外液に移行します．
- 経口摂取したKの約9割は腎臓から，残りは大腸から排泄されます．アルドステロンは，両臓器からのK排泄を促進します．
- Naポンプを介して細胞内へのKの移動を促進するのが，インスリン，アルカローシス，β_2アドレナリン受容体刺激です．

腎尿細管におけるK排泄の調節機序は？

- Kは，糸球体で自由に濾過され，その70〜80％が近位尿細管

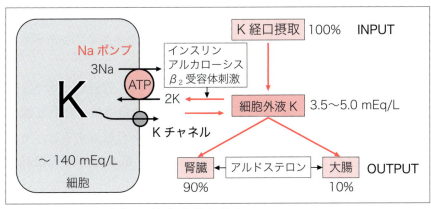

図1 カリウム（K）の体内動態と分布

［文献1を基に作成］

から，残りはヘンレ係蹄の太い上行脚から再吸収されます．尿中に存在するKは，糸球体で濾過されたKの約15％に相当し，遠位側ネフロン（接合尿細管細胞や皮質集合管主細胞など）から分泌されたものです（**図2**）[2]．

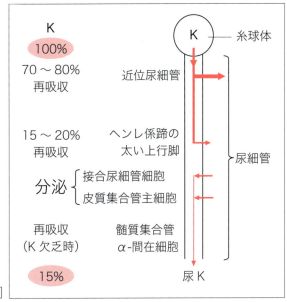

図2 腎臓におけるK輸送の概略

［文献2を基に作成］

- 遠位側ネフロンのK分泌はNa再吸収と連動して起こり，基底側膜のNaポンプと，管腔側膜のKチャネルとNaチャネルが関与します．
- 遠位側ネフロンの主なK分泌調節因子は，管腔内へのNa到達量（管腔内Na濃度），流速（尿量），K摂取量，血中K濃度やアルドステロン濃度，pHです．これらが増減すると，それぞれK分泌の亢進または抑制が起こり，低K血症または高K血症が出現することがあります．
- K欠乏時には，髄質集合管α-間在細胞からのK再吸収が亢進しK保持に働きます．

Kが高いときの病態は？

- 高K血症とは，**血清K値>5.5 mEq/L**の状態を言います．原因は，偽性と真性に大別され，真性は①細胞外液へのKの移動と，②K過剰（内因性・外因性K負荷，腎臓からのK排泄障害）に細分されます（**図3**）[3]．
- 高K血症の原因検索は，採血時の溶血などが原因で起こる偽性高K血症を心電図などによって除外することから始め，**図3**に示す検査項目が参考になります．
- K過剰による高K血症では，その程度に応じて特徴的な神経・筋症状や心電図所見が出現します．神経・筋症状では，K値の軽度上昇で筋肉の攣縮とビリビリ感などの異常感覚が，さらに上昇すると脱力や四肢麻痺，腱反射の減弱が出現します．心電図では，K値の軽度増加でテント状T波が出現，さらに増加するとP波の減高と，PR間隔の延長やQRS幅の増大がみられ，その後P波が消失し，QRS波とT波が融合し正弦波様となり心室細動へと進展します．

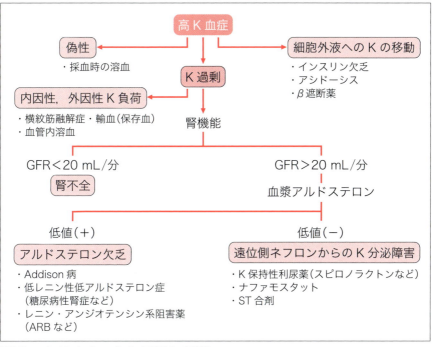

図3 高K血症の主な原因と鑑別
ARB：アンジオテンシンⅡ受容体拮抗薬，GFR：糸球体濾過量

[文献3を基に作成]

Kが低いときの病態は？

- 低K血症とは，**血清K値＜3.5 mEq/L** の状態を言います．原因は，①細胞内へのKの移動と②K欠乏（K摂取不足，Kの消化管または腎臓からの喪失）です（**図4**）[3]．

- K欠乏では，酸・塩基平衡障害を伴っていることが多いので，血液ガス分析が必須です．さらに，**図4**に示す検査項目などを参考に原因を検索します．

- Kが欠乏すると，骨格筋症状（四肢脱力や四肢麻痺，横紋筋融解症など），消化器症状（嘔吐，便秘，麻痺性イレウスなど），

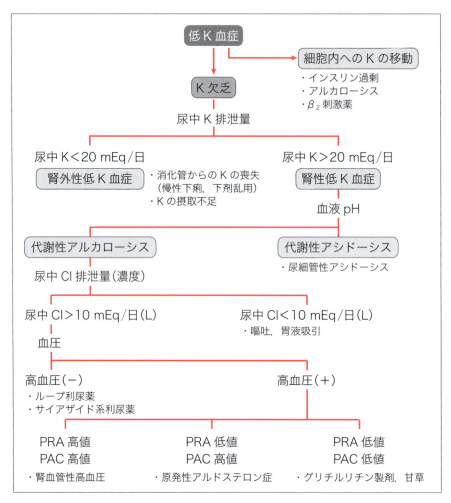

図4 低K血症の主な原因と鑑別
PRA：血漿レニン活性，PAC：血漿アルドステロン濃度

［文献3を基に作成］

　耐糖能異常，腎症状（多尿や腎肥大，尿細管間質性腎炎など），心電図異常（T波の平低化や陰性化，U波の増高，上室頻拍，心室頻拍など）が出現します．

アシドーシス,アルカローシスとK代謝異常

- アシドーシスでは骨格筋などの細胞膜に存在するNa/H交換輸送体が抑制され,細胞内へのNaの流入が障害されます.その結果,二次的にNaポンプが抑制され高K血症が起こります.
- アルカローシスでは,上記とは逆の機序で低K血症になります.

Kが高いときはどう治療する？

- 緊急治療を要するのは,高K血症の心電図所見や神経・筋症状が出現した場合です.
- 治療としてはグルコン酸カルシウム（心筋細胞膜安定化作用）や重炭酸ナトリウム,インスリン＋ブドウ糖（いずれも細胞内へのKの取り込み促進）の静注,生理食塩液＋ループ利尿薬（腎臓からのK排泄促進）の静注（尿が出ている場合）,陽イオン交換樹脂（大腸からのK排泄促進）の注腸,腹膜透析,血液透析（いずれも体外へのK排泄）があります.
- 腎不全患者では,透析の準備ができるまで,透析以外の上記治療法を同時に行います.
- 緊急を要しないのは,上記所見がないときで,K摂取制限と,陽イオン交換樹脂や重炭酸ナトリウムの経口投与を行います.

Kが低いときはどう治療する？

- 緊急治療を要するのは,**血清K値＜2.5 mEq/L**で,心電図異常（不整脈）,四肢脱力や四肢麻痺,横紋筋融解症または呼吸筋麻痺が出現した場合です.
- 緊急を要しないのは,上記所見がないときです.
- K補充の原則は,以下の2点です.

① 経口投与を優先する
② 緩徐に補正する

- 経口投与には，K含有量の多い食物の摂取とK塩があります．K塩は，合併している酸・塩基平衡障害によって使い分けます．
- 代謝性アルカローシス合併例では，減少しているKとClの補充のため塩化Kを，代謝性アシドーシス合併例では，低下しているKとHCO_3^-の補充のため，肝臓でHCO_3^-に変化するK有機塩（L-アスパラギン酸K，グルコン酸K，クエン酸K・クエン酸Na配合薬）を投与します．
- 経静脈投与は，緊急時や経口摂取困難な場合に行います．注射用K塩（塩化KやL-アスパラギン酸Kなど）を，ブドウ糖を含まない電解質輸液剤に加え均等に混和・希釈し，輸液ポンプを用いて投与します．

Take Home Message

・細胞外液K濃度は細胞内の約1/35のため，K代謝異常症の重症度や緊急性の判定には，血清K値に加え，心電図やその他の臨床所見のチェックが重要です．

文　献
1) 武藤重明：カリウム代謝調節障害．日本内科学会誌 **92**：728-736, 2003
2) 武藤重明：低K^+血症とNH_3代謝．腎と透析 **67**：65-68, 2009
3) 武藤重明：腎疾患とカリウム．医薬ジャーナル **37**：3513-3519, 2001

9 腎生検をなぜ行うのか？

結論から先に

- 腎生検を行うのは，腎疾患の進行と末期腎不全の抑止を目指し，治療方針を決定するためです．二次性腎疾患が判明した場合，全身の治療方針の決定に寄与します．
- また，顕微鏡的視野で所見を観察し，ほかの診療情報と統合して病態を解釈するためでもあります．とくに腎生検，超音波検査，CT などで得られた形態学的所見は，生理学的にはどのような可能性があるのだろう，と解釈することは臨床医ならではの醍醐味です．
- 病態の過去，現在を判断し，治療反応性を含めた予後を推察することにもつながります．

腎生検の適応は何か？

- 普遍的なものは存在しません．現在の標準的な適応を**表1**に示します[1]．

表1　腎生検の適応

1. 検尿異常（蛋白尿・血尿，蛋白尿，血尿）
2. ネフローゼ症候群
3. 急性腎障害
4. 全身性疾患に伴う腎病変
5. 移植腎
6. 精査を要する腎機能障害

［文献1を基に作成］

- 筆者は「腎疾患に進行する徴候があり，その病態がミクロの変化に関与し，治療を要するものであれば，広範な領域で腎生検のメリットを生かすことを考えて良い」とする考えに賛同します．
- 蛋白尿は 0.5 g/日以上であれば，腎疾患に進行する可能性があり，一般的に腎生検の適応を満たします．蛋白尿が 0.3～0.5 g/日の場合，その他の要素との関連で判断することが多いです．
- 血尿では泌尿器科疾患の鑑別を忘れないことが肝要です．血尿単独の場合，腎機能障害や家族歴などほかの要素との関連で判断します．高度血尿の持続は腎予後悪化因子の1つであり，腎生検の適応となり得ます．
- 変形赤血球が高率の血尿では糸球体性血尿を疑います．しかし，泌尿器科疾患による血尿の可能性も否定せず，腎生検の結果で再考することも必要です．
- 成人のネフローゼ症候群では，糖尿病性腎症を除き，原則治療前に腎生検を施行します．
- 二次性腎疾患の要素が全身性疾患で判明していても腎障害に関与しているかどうかは，腎生検を行わないと確認できません．このような全身性疾患の関与が完全には否定できない場合，積極的に腎生検を考慮しましょう（例：全身性エリテマトーデス，アミロイドーシス，クリオグロブリン腎症，糖尿病性腎症，Fabry 病など）．
- 急性腎障害では，早期に適切な治療へたどり着くことが予後に直結するため，より早く検査の適応と実行を判断することが望まれます．具体的には，新鮮凍結切片で HE・PAS・蛍光抗体染色の標本を作成し，数時間で診断を推定できることがあります．この場合，免疫系などの特殊採血検査よりも早く診断を推定できます（例：抗糸球体基底膜抗体腎炎など）．
- 過去に腎生検の適応を満たさないと判断されても，長い経過で

表2 糖尿病下で腎生検が考慮される例

1. 糖尿病の短い罹病期間で検尿異常や腎機能障害を認める
2. 糖尿病性網膜症や神経障害を認めず，検尿異常や腎機能障害を認める
3. 病的円柱などの活動性の高い尿沈渣所見を認める
4. 突発的にネフローゼ症候群を呈する
5. 感染症などイベント後に検尿異常や腎機能障害を呈する
6. 高度な血尿を持続的に呈する
7. 低補体血症など腎障害に関与する糖尿病以外の因子の存在が示唆される

病態が変化することもあります．一度，腎生検の適応なしと判断した後に，外来での経過観察で腎生検の適切なタイミングを見失わないようにすることも肝要です．

糖尿病があるときはどうする？

- 現在，**表2**に示される例では腎生検が推奨されています．一方で，糖尿病性腎症は全例がネフローゼ症候群から末期腎不全に至る均一な病型ではありません．むしろ多様なものが存在すると認識されるようになりました．
- さらに今日では，糖尿病の存在する慢性腎臓病（CKD）として糖尿病性腎臓病（diabetic kidney disease：DKD）という概念も定着しました．そして治療面において，現在多くの治験が進行中であり，将来は選択肢が大幅に広がるでしょう．
- 以上のことを考えると，腎臓病の存在が示唆されれば，すべて腎生検の適応の可能性があるとする意見に筆者は賛同します．

高齢者で注意すべきことは？

- 高齢者でも腎生検の適応があるならば，躊躇しない姿勢が必要です．1つ目の理由は，日本人の寿命が驚異的に延びているこ

とです．とくに女性は95歳以上に到達する可能性が指摘されています．一方で相対的に健康寿命は短いです．その結果，診療現場では85歳の患者さんであっても，その後15年近く透析に至らないように腎疾患を管理する必要性に迫られています．
- 2つ目の理由は，高齢者では複数の因子が腎障害に関与している症例が多いことです．それらの関わりの多寡，おのおのの病期，臓器としての治療反応性などを判断するうえで，腎生検は重要です．実際，高齢者の腎生検が増えて，新たに明らかになった例の1つとして，80歳代で新規に発症し，ステロイド治療で寛解するIgA腎症が存在することがあります．
- 3つ目の理由は，高齢者で腎生検の合併症が増加するかどうかは不明確であることです．少なくとも筆者の施設におけるモニタリングにおいて，検査後の肉眼的血尿とヘモグロビン値の低下に関して年齢との関連性はありません．

追生検はどのようなときに行うか？

- 病態の変化が示唆されるときに行います．以下に例を示します．

① 再発，再燃
② 病型の変化
　・ステロイド反応性の微小変化型ネフローゼ症候群からステロイド抵抗性の巣状糸球体硬化症へ
③ 新規合併症
　・膜性腎症に合併したANCA関連血管炎
　・糖尿病性腎症に合併したIgA腎症

- 治療介入の反応性を組織学的に評価するときにも行います．以下に例を示します．

① 急速進行性糸球体腎炎に対する免疫抑制療法の初期評価（介入2ヵ月後など）
② 腎移植

TAKE HOME MESSAGE

- 糖尿病患者でも，糖尿病性腎症以外の腎臓病の合併が考えられれば腎生検の適応です．
- 高齢者でも，腎生検の適応があれば施行を検討しましょう．
- 腎生検施行済みであっても，病態の変化が明らかな場合は追生検も考慮しましょう．

Column　将来は腎生検を行わない時代になるのか？

- 未来は腎生検を施行しなくても情報を得られる道へ進んでいます．死亡し呼吸性変動しない動物の腎臓ならば，マイクロCTで糸球体まで見られる時代になりました．ヒトの総糸球体数を直接算出するのも，そう遠くない時代に可能となるかもしれません．
- IgA腎症では疾患特異的な蛋白を血清検査により診断する試みも行われています．
- 以上の状況を考えると将来の腎生検の適応は現在とは大幅に異なる可能性はあります．しかしながら，腎生検によるサンプリングというツールは形態診断にとどまらず，生理学，生化学や遺伝子学的手法と連携して病態解析に用いられ，その必要性はより深まっていくのではないかと個人的には考えています．

文　献
1) 平方秀樹：腎生検の適応と禁忌．日腎会誌 **47**：73-75，2005

10 蛋白尿はなぜ悪い？

結論から先に
- 蛋白尿は糸球体の濾過機能不全（filtration failure）の度合いを反映します．
- 蛋白尿の長期曝露（protein traffic）によって尿細管のダメージが蓄積します．
- 尿蛋白の排出量が多く長期化するほど，腎機能が速く悪化します．

腎機能 vs 蛋白尿
- 診断時の腎機能と尿蛋白排出量が腎機能予後と関連します．
- 腎機能の異常は，機能が低下する過程そのものをみているのですから，予後不良を予知する因子としてインパクトが強いのは当然です．
- そこで，治療によって改善可能な蛋白尿が注目されるようになりました．つまり，蛋白尿をコントロールすることが，将来の腎機能の低下を抑制します．

そもそも蛋白尿はなぜ生じるのか？
- 血液の濾過装置である糸球体の障害により生じます．糸球体濾過は，糸球体内皮細胞，糸球体基底膜，糸球体上皮細胞による三層構造からなり，いずれの層の障害も蛋白尿の原因になります．

- 尿細管の障害による尿細管性蛋白尿も糸球体性蛋白尿と比較して量的には少ないですが，蛋白尿の原因になります．
- 健常者でも，体調不良などによって一過性に蛋白尿をみますが，その機序はよく分かっていません．

疾患によって蛋白尿の出るメカニズムは違うか？

- それぞれの病型や病期によって蛋白尿の出るメカニズムは異なります．IgA腎症と糖尿病性腎症の典型的な進行過程を例に挙げます．

1 IgA腎症

- IgA腎症の腎臓で最初に起こるイベントは，糸球体のIgA沈着による炎症です．糸球体の血管を束ねるたがが緩み，血管が歪んだり破れたりするので，血尿を伴います．これが腎臓のあちこちで予期せず起こり，炎症と修復がくり返されます．
- IgA腎症の病初期には，尿細管での尿蛋白の吸収閾値を超えるまでの血尿のみの時期を数ヵ月から数年経てから，血尿と蛋白尿が一緒にみられるようになります．

2 糖尿病性腎症

- 糖尿病性腎症では，糖尿病による細小血管障害としての糸球体濾過量の調節異常（過剰濾過）に始まります．徐々に糸球体の血管が厚くなり，毛細血管の数が増えていきます．
- はじめの不顕性の期間が5年，糸球体の病変が少し進んだ微量アルブミン尿までの期間が10年，顕性蛋白尿から腎不全までの期間が5年とされます．

- このように，病型によって尿蛋白の増え方の経過にも随分違いがあります．血尿の有無，発症の経過によって病型はある程度

見当がつきます．微小変化型は数週で，膜性腎症は数ヵ月でネフローゼになり，いずれも血尿を伴いません．糖尿病歴が数年しかないのに血尿やネフローゼをみたら，糖尿病性腎症とは別の腎臓病を考えなければなりません．

蛋白尿の程度が強いほど腎予後が悪いのはなぜか？

- 尿蛋白の排出量が，糸球体のダメージの度合いを反映するからです．もう1つには，尿蛋白の漏出によって起こる二次的な尿細管の障害です．
- 本来は原尿中に存在しない蛋白成分が，尿細管細胞に長期間持続して曝露・吸収されること（protein traffic）により，尿細管のダメージが蓄積し，腎機能は低下します（図1）．
- 蛋白尿による尿細管障害は，尿蛋白の排出量のほかに，尿蛋白の選択性とも関わってきます．血尿を伴う腎炎性の尿蛋白は選択性が低く炎症物質を含むために，少量でも組織障害性が強いようです．ただし，protein trafficによる尿細管障害の概念は，基礎研究の結果に基づいており，臨床では証明されていません．

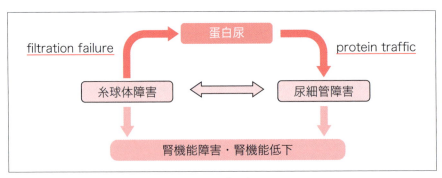

図1　蛋白尿が腎機能を悪化させる機序
蛋白尿は糸球体濾過の機能障害（filtration failure）を反映すると同時に，その長期曝露（protein traffic）によって尿細管障害を惹起し，腎機能を悪化させる．

また，比較的多い蛋白尿が治療介入の遅れを反映している可能性があげられます．蛋白尿を長年放置すると，治療の反応性も悪くなり，腎予後も悪化します．
- このように，介入のタイミングによって疾患の予後が左右される現象は，リードタイムバイアス（lead-time bias）と言われ，自覚症状に乏しい腎臓病の予後に大きく影響します．

蛋白尿だけでは分からないクリティカルポイント
―ポドサイト障害―

- 糸球体濾過の最終バリアであるポドサイト（糸球体上皮細胞）は，その機能が破綻して脱落しても，細胞分裂や再生によって補われません．その穴を埋めるためには，部分的な瘢痕として固めてせき止めるしかなくなります．
- ポドサイト障害の病理像は，半月体形成や分節性硬化といった管外性病変（糸球体の血管の外に及ぶ病変）として認識されます．管外性病変は腎生検をしないと同定できません．
- ポドサイト障害が拡散するほど，病状としては厳しくなっていきます．

治療介入後の蛋白尿はどのように評価するのか？

- 外来診療においては，蛋白尿量の評価が重要なので蓄尿検査をおすすめします．これで，食事内容もフィードバックでき，患者さん自身の自己管理意識も高まります．
- 随時尿のみであっても，Cr補正による定量検査はしたほうが良いです．
- 客観性を高めるために，以下の2つの評価法が提唱されています．

> ① 時間平均蛋白尿（介入後の全期間中の尿蛋白排出量の平均）
> ② 時間依存性蛋白尿（生検診断や治療介入後，一定の期間を経た時点での尿蛋白排出量）

- 前者は，蛋白尿の平均値と持続期間を勘案することで，長期のダメージの積算としての腎障害の度合いが評価できます．後者は，治療効果やその先の見通しの目安になります．
- いずれの指標も，少ないほど長期腎予後が改善すると言われています．また，診断時の蛋白尿の程度よりも，長期腎予後とより強い関連を示す点が共通しています．
- このような成績の積み重ねを背景に，集学的治療によって蛋白尿を可能な限り減らすことを目指す（renal）remission clinic の有効性が報告されるようになりました．

個人的な経験で言えば

- 病型によって尿蛋白の寛解に有効な治療アプローチが異なるので，可能な限り生検診断を行うようにしています．
- 腎病理では全節性糸球体硬化に至る前の中間病変に注目します．管外性病変（半月体形成・分節性糸球体硬化）を多く伴う例は，寛解に至るハードルが高まるので，治療戦略に反映させます．
- 糸球体腎炎では，蛋白尿の寛解の前提として，疾患活動性の指標である血尿の寛解を重視しています（原疾患の寛解なくして蛋白尿の寛解なし）．
- 病型や病期によって，実現可能な目標を段階的に設定します（まずは 1g/日未満など）．
- 蛋白尿はたんぱく質や塩分のとりすぎのほかに，体重増加，過

労，寝不足など生活習慣による要因でも増加します．
- 外来診療では患者さんと検査データを共有し，尿蛋白排出を少しでも減らすにはどうしたら良いか，一緒に考えるようにしています（remission clinic を実践しているつもりです）．

TAKE HOME MESSAGE

- 尿蛋白の寛解を長期維持することが腎予後の改善につながります．
- 病型と病期を把握し，蛋白尿の生じる機序に応じたアプローチを考えます．
- 進行例ではとくに，生活習慣の改善も蛋白尿の減少に有効です．

Column　塩分感受性蛋白尿？

- 糸球体障害があると，塩分の過剰摂取によって尿蛋白の排出が増加します．塩分感受性高血圧と同じように，尿蛋白の排出にも塩分感受性が関与するようです．塩分感受性蛋白尿を呈した一例を提示します．

> 69 歳男性．原疾患は IgA 腎症です．20 年前より血尿は自然寛解し，現在 Cr は 1.4mg/dL，RA 系阻害薬と生活指導の方針です．
>
> 尿蛋白排出量は測定時により幅がありますが，同時に測定された尿中塩分排泄量（≒塩分摂取量）と関連しています（**図2**）．また，塩分排泄 10g/日あたりに蛋白尿が出やすくなる閾値がありそうです．

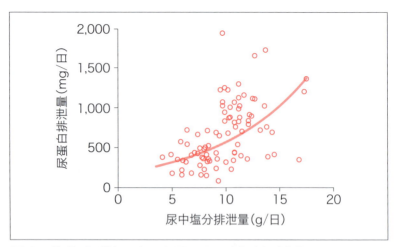

図2 塩分感受性蛋白尿を呈した一例（自験例）
69歳男性，原疾患IgA腎症．約15年の経過観察期間中の1日あたりの尿中蛋白排出量と尿中塩分排泄量（≒塩分摂取量）の関係を示しました．各プロット（○）は，1回の外来受診時の成績を示しています．同期間中の時間平均蛋白尿は668 mg/日，時間平均塩分排泄量は9.7 g/日でした．

- この例のような蛋白尿排泄の塩分依存性は，腎機能が低下した例に多く観察されます．機能ネフロン減少による塩分の排泄低下が関与しているように思います．
- 基礎研究レベルでは塩分の過剰摂取がミネラルコルチコイド受容体の活性化を介して，ポドサイト障害を惹起することが示されています．
- 塩分をとりすぎると血圧が上がるから腎臓に悪いということだけではないようです．

文　献
1) Cravedi P et al: Proteinuria should be used as a surrogate in CKD. Nat Rev Nephrol **8**（5）: 301-6, 2012

11 ジピリダモールで蛋白尿は減るか？

結論から先に

- 抗血小板薬のなかで慢性糸球体腎炎に保険適用のある薬剤はジラゼプ塩酸塩とジピリダモールだけです．
- 慢性糸球体腎炎に対しての治療薬はステロイドや免疫抑制薬を中心に様々な薬剤がありますが，ジピリダモールなどの抗血小板薬の位置づけはあくまでも併用薬であり，単剤で治療される機会は少ないです．
- 蛋白尿減少効果は過去の論文でいくつか報告がありますが，個人的には蛋白尿減少効果を狙い投与することはほとんどありません．

なぜ蛋白尿減少効果があるのか？

1 血小板の糸球体腎炎の進展との関わり

- 抗血小板薬であるジピリダモールがなぜ蛋白尿減少効果があるのかを理解するには，まず糸球体腎炎の進展において血小板の存在がどう関わるのかを理解する必要があります．
- 糸球体腎炎の進展には，①糸球体内血小板の凝集能・粘着能の亢進による血小板血栓の存在，②血小板放出因子の亢進，③活性型血小板の存在，④血小板寿命の短縮のほかにも，⑤血小板から放出されるヒスタミンやセロトニン（5-hydroxytryptamine：5-HT）など化学伝達物質の存在などの関与が古くから報告されてきました．

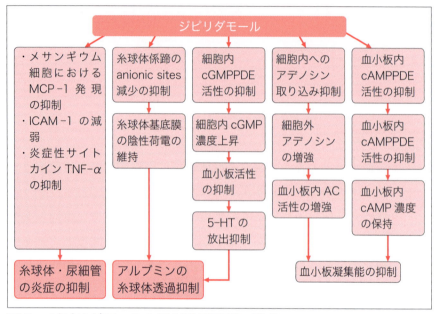

図1　ジピリダモールの腎炎進展抑制の機序
cGMP（cAMP）PDE：cGMP（cAMP）ホスホジエステラーゼ，AC：アデニル酸シクラーゼ

［文献3を基に作成］

- ジピリダモールは**図1**に示す機序により腎炎の進展を抑制することが報告されてきました．腎炎の進展抑制は蛋白尿減少に関わることが推察され，さらに5-HTは糸球体基底膜の透過性の亢進に関与することから，ジピリダモールは蛋白尿減少効果にも直接関わることが報告されてきました[1]．

2 蛋白尿が発現する機序との関わり

- では次に，腎炎の進展だけでなくジピリダモールの直接蛋白尿を減少させる効果に関しても着目してみます．
- 糸球体の濾過障壁の中心は糸球体内皮細胞，糸球体基底膜，糸球体上皮細胞からなる3層構造の係蹄からなり，物質の透過は大きく分けて，濾過される物質の分子量すなわちsize barrier

と物質の荷電すなわち charge barrier の 2 つの機序によって規定されます．
- 糸球体係蹄は陰性荷電を呈し，その negative charge barrier の本体である anionic sites の減少が糸球体基底膜の陰性荷電を減弱させ，同じく陰性荷電を有するアルブミンの糸球体透過に関与することが報告されてきました．
- ジピリダモールは anionic sites の減少を防ぐことにより基底膜の陰性荷電を維持しアルブミンの糸球体透過を抑制しアルブミン尿の減少効果を有します[2]．

3 その他の薬理作用と腎障害

- ジピリダモールの抗炎症作用で腎炎に関するものとして，メサンギウム細胞における monocyte chemoattractant protein-1（MCP-1）の発現を抑制することにより酸化ストレスの軽減につながることや, intracellular adhesion molecule-1（ICAM-1）を減弱し，炎症性サイトカイン前駆体と抗炎症性サイトカインのバランスを修復し，糸球体や尿細管の炎症を抑制することも報告されています．
- その他にも炎症性サイトカインである tumor necrosis factor-α（TNF-α）の発現を抑制することにより尿細管の線維化を抑制することも報告されています[3]．

臨床研究やガイドラインでの扱いは？

1 臨床研究

- これらの薬理作用を考えると，ジピリダモールは腎炎に非常に効果がありそうですが，実際の臨床研究やガイドラインでの扱いはどうでしょう？
- 臨床研究では，ネフローゼ症候群，IgA 腎症，糖尿病性腎症，

膜性増殖性糸球体腎炎などに関する報告がありますが，いずれも研究デザインが不十分で高いエビデンスを示すことができていません．

- そのなかでも報告の多いIgA腎症に対するジピリダモールの効果を検討する前向き試験をまとめたメタアナリシスを1編紹介します．Tajiらは7編のIgA腎症に対する抗血小板薬の効果の報告のサブ解析でジピリダモールを扱った3編の結果より蛋白尿減少効果はリスク比（RR）＝0.50，95％信頼区間（95%CI）＝0.136〜0.69，p＝0.000，4編の結果より腎機能保護効果はRR＝0.69，95%CI＝0.52〜0.092，p＝0.010とどちらも良好であることを示しています[4]．

- しかしながら，ランダム化されていない試験も含まれていることや抗凝固薬との併用試験も含まれており，患者背景，観察期間，エンドポイントも違うメタアナリシスであり，限界があると言わざるを得ません．

2 ガイドライン

- ガイドラインでの扱いは厳しく，日本の厚生労働省難治性腎疾患に関する調査研究班から2014年以降に発行された診療ガイドラインでは以下のとおりいずれも腎炎の治療，蛋白尿減少効果としては積極的な使用を勧められていないのが現状です．

① IgA腎症では推奨グレードは2Cで「尿蛋白の減少効果および腎機能障害の進行抑制を有している可能性が報告されており，治療選択肢として検討しても良い」
② ネフローゼ症候群では推奨グレードC2で「単独でネフローゼ症候群における尿蛋白を減少させる効果があるかどうか明らかではない」

③ 急速進行性糸球体腎炎では「出血病変がない場合に考慮する」

この臨床試験がブレークスルー

- しかしながら，なぜジピリダモールが慢性糸球体腎炎の治療に関して保険適用まで認められているのか，それには 1980 年代に日本で行われた多施設共同二重盲検試験の存在があります．
- これは全国 81 施設から 431 症例が登録され，有効症例数 384 症例中，189 症例のジピリダモール群と 195 症例のプラセボ群を比較しています[5]．
- 24 週と短い観察期間や併用薬としてステロイドや抗凝固薬が使用可能であり（使用率は両群間で有意差なし）ジピリダモールの単独治療の有効性の報告ではなく，日本語の論文であり世界的なエビデンスは得られていませんが，様々な臨床パラメータの推移や副作用に関しても細かく報告されています．
- この報告以降，慢性糸球体腎炎，とくに日本で発症頻度の高い IgA 腎症を中心にジピリダモールを含む抗血小板療法の有用性が次々と報告され，まさに日本の慢性糸球体腎炎に対する抗血小板療法の先駆けとなった論文と言えます．

具体的にどうするか？

- とはいえ，現在の腎炎の治療のガイドラインではステロイドや免疫抑制薬，レニン・アンジオテンシン系阻害薬を中心とした治療が推奨されており，今後ジピリダモールを対象とした大規模試験が行われることは考えにくいです．よってジピリダモールはあくまでもそれらの治療の補助的な薬剤になるでしょう．

- 頭痛などの副作用はありますが，ステロイドなどと比較してもそれほど重篤な副作用はないので使いやすい薬剤ではあります．補助的な位置づけ以外には軽症の蛋白尿症例に対してや，高齢者や副作用などでステロイドや免疫抑制薬などが使用しにくい症例に対して使用することが考えられます．
- 実際に筆者もジピリダモールを含む抗血小板薬は腎炎治療に対してはそのように使用しています．

Take Home Message

・腎炎に対するジピリダモールの使用は保険で認められた治療です．
・エビデンスレベルは低いですが，症例をうまく選べば「名脇役」になる可能性のある薬剤と言えます．

文　献

1) Inage H et al: Effect of antiplatelet agents, dipyridamole and dilazep dihydrochloride on in vivo platelet function and proteinuria. Jpn J Nephrol **27**: 39-48, 1985
2) 相原吉雄：ラット Aminonucleoside 腎炎の GBM 陰性荷電粒子に対する各種薬剤の影響について．日腎誌 **30**：895-904，1988
3) Balakumar P et al: Classical and pleiotropic actions of dipyridamole: Not enough light to illuminate the dark tunnel? Pharmacol Res **87**: 144-150, 2014
4) Taji Y et al: Meta-analysis of antiplatelet therapy for IgA nephropathy. ClinExp Nephrol **10**: 269-273, 2006
5) 東條静夫ほか：慢性糸球体腎炎（ネフローゼ症候群を含む）における RAD（Dipylidamole 徐放カプセル）の臨床評価．腎と透析 **22**：751-776，198

12 それはネフローゼ症候群です

結論から先に

- 蛋白尿3＋，血清アルブミン（Alb）値の低下があればネフローゼ症候群（nephrotic syndrome：NS）を疑い専門医に紹介すべきです．
- 経ロループ利尿薬で浮腫が軽減しない場合は，静注への変更もしくはサイアザイド系利尿薬の併用を考慮する必要があります．
- 治療はステロイド単独または免疫抑制薬併用が基本です．頻回再発例やステロイド依存例にはリツキシマブが使われるようになり，ステロイドを完全に中止できる症例が増えています．
- ステロイド抵抗例は，治療に難渋し腎不全に移行する症例も少なくありません．

どのようなときにネフローゼ症候群を疑うのか？

- NSは，多量に蛋白尿が出て血清Alb値が低下し，むくむ病態です（図1）．10 kg以上の体重増加を認める症例もあります．両下腿が好発部位ですが，顔面浮腫，男性では陰嚢浮腫がみられることもあります．
- NSを見逃さないために，以下の場合は尿検査を行います．

① 血清Alb値低下や浮腫がみられた場合
② 多量の尿の泡立ちや体重増加を訴えた場合

- NSでは尿定性で蛋白3＋以上を示しますので，その場合は速

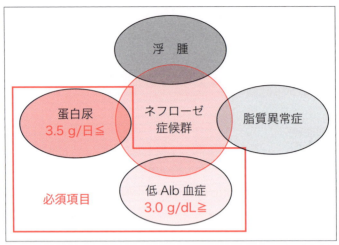

図1 ネフローゼ症候群の診断基準

やかに腎専門医へ紹介する必要があります．
- NSをきたす疾患は一次性であれば，微小変化群，膜性腎症，巣状分節性糸球体硬化症，膜性増殖性糸球体腎炎の4疾患です．これは腎生検で診断します．
- 二次性では糖尿病性腎症，ループス腎炎，アミロイド腎症の3疾患が代表的ですので念頭に置く必要があります．かつて糖尿病性腎症は網膜症に先行しないと言われていましたが，最近は網膜症がなくNSを呈する糖尿病性腎症の症例もしばしば経験します．

> **症 例**
>
> 　30歳代女性．泌尿器科クリニックでNSであることに気付かず，顕微鏡的血尿を伴っていたため，膀胱鏡検査や抗菌薬投与などが行われ，約1年後に大学病院に紹介となりました．診断・治療の遅れは腎機能低下を招くことがありますので注意が必要です．

体液コントロールはどうするのか？

- 基本はループ利尿薬で治療します．ループ利尿薬は Alb に結合して運搬されるため，血清 Alb 値≦2.0 g/dL 程度に低下すると効果が減弱してきます．しかし，ネフローゼ症候群に対する Alb 製剤の使用はできるだけ避けるべきです．
- 腸管浮腫がある場合は経口吸収量が低下するため，静注を検討する必要があります．
- ループ利尿薬は遠位尿細管における Na^+/Cl^- 共輸送体（NCC）の代償性増加などから効果が減弱することがあります．NCC を阻害するサイアザイド系利尿薬の併用が利尿作用を増強させることがあります．
- ループ利尿薬は，腸管での吸収率に個人差があり，通常は 50％程ですが 10％しか腸管で吸収されない場合もあります．
- NSAIDs は PGE_2 抑制により，塩分過多や重炭酸ナトリウム投与は Na 貯留によりループ利尿薬の効果を減弱させます．

ネフローゼ症候群はどのように治療するのか？

- 腎生検を行って診断が確定すれば，病態に見合った治療を行います．一次性 NS での寛解導入療法として，ステロイド単独またはステロイドに免疫抑制薬を併用します．
- シクロホスファミド，ミゾリビン，シクロスポリンなどの免疫抑制薬とステロイドの併用は蛋白尿減少に有効です．治療効果や副作用に鑑みて，日本では寛解導入療法も維持療法もシクロスポリンが使用されることが多いです．
- 抗 CD20 モノクローナル抗体リツキシマブ（リツキサン®）が難治性 NS に使用されるようになりました（Column 参照）．
- かつて微小変化群にはステロイドパルス療法が主流でしたが，

表1 微小変化群に対する免疫抑制療法開始1ヵ月以内に施行したステロイドパルス療法の地域差

	九州	中国・四国	近畿	中部	関東	北海道・東北	p値
人数	19	10	41	49	30	12	
静注メチルプレドニゾロン使用	2 (10.5%)	5 (50%)	18 (43.9%)	11 (22.9%)	4 (13.3%)	6 (50.0%)	0.004

[文献2より引用]

現在では経口ステロイドでも90％以上の症例で寛解するため第一選択となっています[1]．しかし，施設や地域により差があるのが現状です[2]（**表1**）．高度の低Alb血症で腸管浮腫による吸収不全が懸念される場合や短期間での寛解を目指す症例などで，ステロイドパルス療法を選択する場合もあります．

- 超高齢者の腎生検はリスクを伴い，施行を見合わせる施設も多いと思います．また，過剰な免疫抑制による感染症を避けるため，少量ステロイド（プレドニゾロン10〜20 mg/日程度）で治療反応性を経過観察することも多いです．

> **症例**
> 80歳代のNS患者にステロイドを投与し，血栓予防のためヘパリンを併用した後，筋肉内出血をきたした症例を数例経験しました．ヘパリン投与量は最小限に留め，早期の離脱を推奨します．

治療抵抗性ネフローゼ症候群の対処法は？

- ステロイド，一般的な免疫抑制薬で効果がないNSには，ミコフェノール酸モフェチル，アザチオプリンといった保険適用外の免疫抑制薬が選択されることがあります．場合によってはさらにステロイドパルス療法を追加することもあります．副作用

を考え，計 3 回までが一般的でしょう．
- LDL アフェレシスが選択されることもあります．保険適用は治療抵抗性の巣状分節性糸球体硬化症のみです．
- これらを試しても治療効果がない場合は，ステロイド・免疫抑制薬を減量して RA 系阻害薬などの補助療法・支持療法に移行します．このような症例の場合，腎不全に移行する症例も少なくありません．念のためもう一度，悪性腫瘍，血液疾患などの二次性 NS も念頭に置き精査する必要があります．

トピック
- 膜性増殖性糸球体腎炎の一亜型である C3 腎症は，補体第二経路に関連する因子の遺伝子変異や自己抗体の存在が示されており，NS のなかでももっとも治療に難渋する疾患の 1 つです．
- 抗 C5 モノクローナル抗体エクリズマブ（ソリリス®）は，C3 腎症で症例報告がなされていますが，その有効性は限定的です．

症例
　70 歳代男性．巣状分節性糸球体硬化症の症例．多量の蛋白尿で乏尿となり，血液透析を導入しました．ステロイドパルス療法，シクロスポリン投与するも治療効果なく，LDL アフェレシス施行するも透析離脱できませんでした．その後，ステロイドパルス療法追加し，約半年後に尿量増加，血液透析離脱し，NS の寛解を認めました．

Take Home Message

- NS は以下の所見がみられたときに疑うべきです.
  ① 蛋白尿 3 ＋
  ② 血清 Alb 値 3.0 g/dL 以下
  ③ 高度な浮腫と体重増加
  ④ 尿の泡立ち

Column　ネフローゼ症候群におけるリツキシマブの使用

- 2011 年に小児難治性 NS に対して,リツキシマブの医師主導治験が行われ有効性が示されました[3]（表 2）.2014 年 9 月に小児期発症の難治性 NS に対して保険適用されました.
- 成人期に発症した NS 群に対する有効性や安全性は確立していませんが,現在多くの施設で成人発症例に使用し良好な結果が得られています.長年ステロイドを中止できなかった症例も,リツキシマブ投与で半年以内に内服薬をすべて中止できることも少なくありません.
- リツキシマブ投与法に関しては各施設で相違がありますが,初回投与 375 mg/m^2/週（最大投与量 500 mg）を 1 〜 4 回,6 ヵ月ごと

表 2 小児難治性 NS におけるリツキシマブの治療効果

評価項目	リツキシマブ群（24 例）	プラセボ群（24 例）
無再発期間 (95% CI)	267 日（223 〜 374 日）	101 日（70 〜 155 日）
ハザード比 (95% CI)	0.27（0.14 〜 0.53）	
p 値 (log-rank 検定)	$p < 0.0001$	

［文献 3 より引用］

に維持療法を単回投与しているケースが多いです．
- インフュージョンリアクション，感染症，好中球減少，進行性多巣性白質脳症（PML）などの副作用に注意する必要があります．
- 作用機序はまだ不明ですが，メモリーB細胞減少によるB細胞とT細胞の相互作用制御や，ポドサイトに直接作用し細胞骨格を維持することも報告されています[4]．

文　献
1) 厚生労働科学研究費補助金難治性疾患等政策研究事業（難治性疾患政策研究事業）難治性腎疾患に関する調査研究班編：エビデンスに基づくネフローゼ症候群診療ガイドライン2017（丸山彰一監），東京医学社，東京，p98-100，2017
2) 山本陵平，丸山彰一：一次性ネフローゼ症候群の治療の現状と課題．医学のあゆみ **252**：1145-1149，2015
3) Iijima K et al: Rituximab for childhood-onset, complicated, frequently relapsing nephrotic syndrome or steroid-dependent nephrotic syndrome: a multicentre, double-blind, randomised, placebo-controlled trial. Lancet **384**: 1273-1281, 2014
4) Sinha A, Bagga A: Rituximab therapy in nephrotic syndrome: implications for patients' management. Nat Rev Nephrol **9**: 154-169, 2013

13 IgA腎症を疑ってください

結論から先に

- IgA腎症は，日本でもっとも高頻度に認められる糸球体腎炎で，健診などで発見されることが多い疾患です．再発・再燃を繰り返す症例も多く，未治療例では20年で約40％が腎不全となる予後不良の疾患です．
- IgA腎症を疑うべき臨床所見として，以下のものがあります．

> ① 持続的顕微鏡的血尿
> ② 間欠的または持続的蛋白尿
> ③ 血清IgA値 315 mg/dL 以上
> ④ 血清IgA/C3比 3.01 以上

- IgA腎症は，腎生検でのみ確定診断できますので，適切に腎臓専門医に紹介することが必要です．

IgA腎症はどう疑う？

- IgA腎症を疑う所見はさきに挙げたとおりですが，健診での検尿異常を契機に，早期から確定診断される場合が多いです．先行感染に伴う肉眼的血尿も特徴的な所見です．溶連菌感染後急性糸球体腎炎も感染後に肉眼的血尿がみられますが，IgA腎症の場合は，感染後1～2日程度と短い潜伏期間で肉眼的血尿がみられるのが特徴です．
- 臨床像としては，無症候性蛋白尿・血尿や慢性腎炎症候群がみ

られることが多いですが，急性腎炎症候群やネフローゼ症候群がみられる場合もあります．持続性の血尿を認めた場合には，泌尿器科疾患との鑑別も必要です．
- 孤発例が多いですが，家族性 IgA 腎症が約 10％存在します[1]．家族性は予後が悪いという報告もあります[2]ので，家族歴の聴取は診断や予後の推定において重要です．
- IgA 腎症は，以前は予後良好と考えられていましたが，現在では，未治療のままであると 20 年で約 40％が腎不全となる予後不良な疾患であることが分かってきました．
- 臨床所見から IgA 腎症を疑った場合には，腎生検でのみ確定診断可能ですので，適切に腎臓専門医に紹介する必要があります．

腎生検での組織学的な検索はどう行う？

- 腎生検は，蛋白尿が 1 日 0.5 g を超える場合や腎機能障害を認める場合（慢性の経過で徐々に腎機能障害が進展した例は除く）に適応となります．
- 光学顕微鏡でメサンギウム増殖性糸球体腎炎の像がみられ，免疫染色で，メサンギウム領域への IgA（IgA1）沈着をほかの免疫グロブリンに比べ有意に強く認めるとき，IgA 腎症の確定診断となります．
- 国際的には，メサンギウム増殖，分節性硬化，尿細管萎縮/間質線維化，管内細胞増多などに基づく Oxford 分類がリスク判定に用いられていますが，日本では日本腎臓学会の「IgA 腎症診療指針—第 3 版—」[3]による，臨床的重症度分類と組織学的重症度分類を組み合わせた透析導入リスクの層別化が提案されています（**表 1**）．

表1A 組織学的重症度分類

組織学的重症度	腎予後と関連する病変*を有する糸球体/総糸球体数	急性病変のみ	急性病変+慢性病変	慢性病変のみ
H-Grade I	0〜24.9%	A	A/C	C
H-Grade II	25〜49.9%	A	A/C	C
H-Grade III	50〜74.9%	A	A/C	C
H-Grade IV	75%以上	A	A/C	C

*急性病変（A）：細胞性半月体（係蹄壊死を含む），線維細胞性半月体
慢性病変（C）：全節性硬化，分節性硬化，線維性半月体

表1B 臨床的重症度分類

臨床的重症度	尿蛋白（g/日）	eGFR（mL/分/1.73 m^2）
C-Grade I	<0.5	―
C-Grade II	0.5≦	60≦
C-Grade III	0.5≦	<60

表1C IgA腎症患者の透析導入リスクの層別化

臨床的重症度 \ 組織学的重症度	H-Grade I	H-Grade II	H-Grade III+IV
C-Grade I	低リスク	中等リスク	高リスク
C-Grade II	中等リスク	中等リスク	高リスク
C-Grade III	高リスク	高リスク	超高リスク

低リスク群：透析療法に至るリスクが少ないもの，中等リスク群：透析療法に至るリスクが中程度あるもの，高リスク群：透析療法に至るリスクが高いもの，超高リスク群：5年以内に透析療法に至るリスクが高いもの
（ただし，経過中にほかのリスク群に移行することがある．）

［厚生労働科学研究費補助金難治性疾患克服研究事業 進行性腎障害に関する調査研究班 IgA腎症分科会：IgA腎症診療指針―第3版―. 日腎会誌 53（2）：129-131, 2011より許諾を得て改変し転載］

- IgAが糸球体に沈着する疾患には，ループス腎炎および紫斑病性腎炎，関節リウマチ，肝疾患に伴う糸球体病変などの二次性の糸球体疾患があり，鑑別が必要です．

専門医で行う治療について

- IgA 腎症と診断された場合，RA 系阻害薬，抗血小板薬，経口ステロイド，ステロイドパルス療法，口蓋扁桃摘出術，免疫抑制薬，抗凝固薬，抗血小板薬，魚油などの投与が行われます．
- 「エビデンスに基づく IgA 腎症診療ガイドライン 2017」において，腎機能と蛋白尿を軸とした治療の適応が示されています[4]（図 1）．実際の診療では，腎病理組織や年齢，ADL，合併症なども考慮して，前述の診療指針を参考に治療適応が決定されています．

1 RA 系阻害薬

- 腎糸球体高血圧による腎障害の進行や蛋白尿減少効果を期待して使用されます．
- CKD ステージ G1 〜 3b かつ尿蛋白が 1 g/日以上で推奨され，尿蛋白 0.5 g/日以上でも検討されます．尿蛋白 0.5 g/日未満の症例に対する効果は不明です．

2 ステロイド

- 腎保護や蛋白尿の改善を目的に使用されます．
- CKD ステージ G1 〜 3b かつ尿蛋白が 1 日 1 g 以上で推奨され，尿蛋白 1 日 0.5 〜 0.99 g でも選択されます．

3 扁桃摘出（＋ステロイドパルス療法）

- 腎組織所見で活動性病変がある場合に，尿所見の改善や腎機能障害の進行抑制を目的に選択肢として検討されます．
- 通常，扁桃摘出後，創部の治癒を確認したうえでステロイドパルス療法と後療法としての経口ステロイド療法を行います．扁桃摘出のみで検尿異常が改善する症例も経験します．

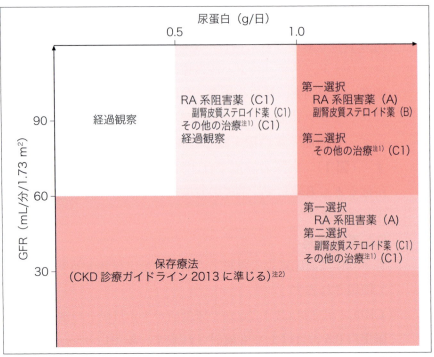

図1 成人IgA腎症の腎機能障害の進行抑制を目的とした治療介入の適応

本図は，主にランダム化並行群間比較試験の結果に基づいて，しばしば対象患者の包含・除外基準に含まれている腎機能と尿蛋白量に注目して作成された治療介入の適応である．実際の診療では，腎機能と尿蛋白に加えて，腎病理組織学的所見や年齢なども考慮して，上記治療介入の適応を慎重に判断すべきである．

注1：その他の治療：口蓋扁桃摘出術（＋ステロイドパルス併用療法），免疫抑制薬，抗血小板薬，n-3系脂肪酸（魚油）．

注2：その他の治療：保存療法を行う．必要に応じて，高血圧，食塩摂取，脂質異常症，耐糖能異常，肥満，喫煙，貧血，CKD-MBD，代謝性アシドーシスなどの管理を参照．

［厚生労働科学研究費補助金難治性疾患等政策研究事業 難治性腎疾患に関する調査研究班：エビデンスに基づくIgA腎症診療ガイドライン2017（丸山彰一監），東京医学社，p83，2017 より許諾を得て改変し転載］

4 免疫抑制薬

- シクロホスファミド，シクロスポリン，アザチオプリン，ミコフェノール酸モフェチル，ミゾリビンなどが使用されることがあります．

5 抗凝固薬・抗血小板薬（ジピリダモール，ジラゼプ塩酸塩），魚油（n-3 系脂肪酸）

- 尿蛋白や腎予後を改善する可能性があり治療選択肢とされますが，エビデンスが限定的で，有効性は明らかではありません．

かかりつけ医でフォローする場合

- 一般臨床での評価項目として，尿蛋白の量や血尿の程度，高血圧の有無，血清クレアチニン値などを定期的にチェックします．
- 尿定性で（＋）以上の蛋白尿が持続する場合，（±）以下でも尿潜血が陽性の場合や腎機能が悪化する場合には専門医への紹介を検討してください．
- とくに蛋白尿が多い場合には予後不良であり，多くの場合ステロイド投与などの積極的な治療の適応となります．
- 血尿は，以前は予後に影響しないと考えられてきましたが，近年糸球体の炎症を反映していると捉えられるようになっています．蛋白尿が陰性であっても，血尿がある場合には将来，蛋白尿や腎機能悪化につながる可能性があるため注意深い観察が必要です．
- 高血圧を合併する場合には，腎保護を目的に RA 系阻害薬を中心に降圧治療を行いますが，過剰降圧や eGFR の低下，高 K 血症には十分な注意が必要です．
- 脂質異常症，高尿酸血症，肥満などの生活習慣病が，IgA 腎症の進展に影響していることもわかってきており，そこへの治療

介入も重要です．
- 患者さんには，定期通院の必要性を理解してもらうことも重要です．

TAKE HOME MESSAGE

- IgA 腎症は，健診などから早期診断〜早期治療へ導くことができる可能性が高く，適切に診断・治療することで予後の改善も見込めます．
- 健診での検尿異常や，血清 IgA 値・血清 IgA/C3 比高値，上気道炎に伴う肉眼的血尿など IgA 腎症を疑う所見がある場合には，早めに腎臓専門医に紹介しましょう．

文　献

1) Johnston PA et al: Clinico-pathological correlations and long-term follow-up of 253 United Kingdom patients with IgA nephropathy. A report from the MRC Glomerulonephritis Registory. Q J Med **84**: 619-27, 1992
2) Schena FP et al: Increased risk of end stage renal disease in familial IgA nephropathy. J Am Soc Nephrol **13**: 453-60, 2002
3) 厚生労働科学研究費補助金難治性疾患克服研究事業 進行性腎障害に関する調査研究班 IgA 腎症分科会：IgA 腎症診療指針―第3版―．日腎会誌 **53**：123-135，2011
4) 厚生労働科学研究費補助金難治性疾患等政策研究事業 難治性腎疾患に関する調査研究班：エビデンスに基づく IgA 腎症診療ガイドライン 2017（丸山彰一監），東京医学社，東京，2017

14 いつ ANCA 関連血管炎を疑うか？

結論から先に

- ANCA 関連血管炎の臨床像は **表1**[1] に示すように多岐にわたります．ANCA 陽性で感染症や悪性腫瘍が除外された場合には ANCA 関連血管炎を疑い，病理組織で血管炎を証明することが望まれます．
- ANCA 関連血管炎に伴う腎病変の典型例は病理で壊死性半月体形成性糸球体腎炎像を示し，臨床経過で急速進行性糸球体腎炎（rapidly progressive glomerulonephritis：RPGN）を呈します．
- RPGN は世界保健機関（WHO）では「急性あるいは潜在性に発症する血尿，蛋白尿，貧血と急速に進行する腎不全をきたす症候群」と定義されており，日本のガイドラインには「腎炎を示す尿所見を伴い数週から数ヵ月の経過で急速に腎不全が進行する症候群」とされています[2]．RPGN が無治療だと場合によっては末期腎不全に至るため，RPGN の原因として頻度の高い ANCA 関連血管炎を疑うことは重要です．

そもそも ANCA とは？　ANCA 関連血管炎とは？

- 抗好中球細胞質抗体（anti-neutrophil cytoplasmic antibody：ANCA）とは好中球の細胞質内顆粒とリソソームを対応抗原とする自己抗体の総称であり，染色パターンから細胞質型（C-ANCA）と核周辺型（P-ANCA）に分類されます．酵素免疫

測定法により対応抗原は直接測定されます．C-ANCA の主な対応抗原は proteinase-3（PR-3），P-ANCA の主な対応抗原は myeloperoxidase（MPO）です．この ANCA が関与する血管炎を ANCA 関連血管炎と呼びます．

- 血管炎は Chapel Hill Consensus Conference（CHCC）2012 でサイズに応じて分類され，ANCA 関連血管炎は小型血管炎に位置し，①顕微鏡的多発血管炎，②多発血管炎性肉芽腫症，③好酸球性多発血管炎性肉芽腫症が含まれました．

ANCA 関連血管炎はどう診療する？

- 表1 の臨床像があり，ANCA 関連血管炎を疑う場合に ANCA の測定が有効です．ただし，薬剤や感染症や悪性腫瘍でも ANCA 高値となり（偽陽性），一方で偽陰性の ANCA 関連血

表1　ANCA 関連血管炎の全身症状

全身症状	頭蓋内	眼	耳鼻領域	
発熱 筋肉痛 関節痛 体重減少	脳梗塞 脳出血 肥厚性硬膜炎 髄膜炎	上強膜炎 強膜炎 角膜炎 眼窩腫瘤 虚血性視神経炎	中耳炎 乳突蜂巣炎 外耳道炎 内耳炎	副鼻腔炎 鞍鼻 鼻中隔穿孔

消化管	腎臓	泌尿器・生殖器	末梢神経	皮膚
潰瘍 出血 虚血性腸炎	糸球体腎炎 尿細管間質性腎炎	尿管狭窄 前立腺炎 精巣炎 卵巣炎　卵管炎	多発単神経炎 単神経炎	網状皮斑 皮下結節 皮膚潰瘍 壊疽

気管支・肺			その他	
気管支喘息 声門下狭窄 気管狭窄 間質性肺炎	移動性浸潤影 結節性病変 腫瘤性病変	空洞性病変 固定浸潤影 びまん性肺胞出血	好酸球増多症 狭心痛 うっ血性心不全	心筋症 腹膜炎

［文献1を基に作成］

管炎例も存在します．このため確定診断は組織診断となり，活動性の評価にバーミンガム血管炎活動性スコアを用います．
- ANCA関連血管炎の腎病変の臨床像は，急性糸球体腎炎のように血尿，乏尿，高血圧，浮腫などがみられます．ときには肉眼的血尿例もありますが，変形赤血球に加え赤血球円柱などの多彩な尿所見が特徴的です．ただし一見Cr値が正常であるようなRPGNや，慢性腎臓病や尿路感染症と思われた症例にANCA関連血管炎が混在していることもあるため，Cr値の再評価が望まれます．
- 治療は**図1**[1)]のアルゴリズムのようなステロイド主体の免疫抑制療法となり，寛解達成以後は維持療法に移って，再燃や副作用の回避に留意していきます．

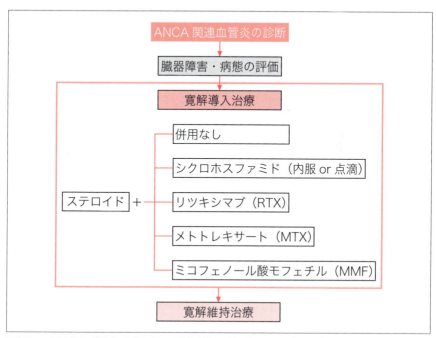

図1 ANCA関連血管炎の診断後の治療アルゴリズム

［文献1を基に作成］

RPGN は ANCA 関連血管炎か？

- RPGN は糸球体の蛍光顕微鏡所見から以下の3パターンに分けられます．

> ① 糸球体基底膜（GBM）への線状沈着パターン→抗 GBM 抗体型腎炎や肺合併症を伴う Goodpasture 症候群
> ② 免疫複合体の沈着パターン→ IgA 腎症，感染後の糸球体腎炎，全身性エリテマトーデス（SLE）やクリオグロブリン血症など
> ③ pauci-immune 型→ ANCA 関連血管炎が代表

- 日本の RPGN のうち，ANCA 関連血管炎に関連するものは pauci-immune 型半月体形成性糸球体腎炎が 42.0％で，全身性の多発血管炎性肉芽腫症 2.6％と顕微鏡的多発血管炎 19.4％とあわせても 64％にとどまります．一方で，感染症が 2.1％，薬剤性が 0.6％，悪性腫瘍が 0.2％と他疾患にもみられます[2]．
- 他疾患を除外したうえで図2のアルゴリズムの治療に移ります．ANCA 関連血管炎による RPGN が未治療だと予後不良のため，可及的速やかな対応が必要です．治療を先行させる場合もありますが，治療反応性や予後予測に腎生検は有用です．

ANCA 関連血管炎の治療反応性や再燃は予見できるか？

- ANCA は診断に有用ですが治療反応性との関係は乏しく，むしろ低補体血症や低 Alb 血症が関係します．腎組織で硬化した例の予後は不良であり，focal 例の治療反応は良好です．
- 再燃は PR3-ANCA 陽性例，再燃の既往例，寛解前に上気道や肺病変に出現した例，ANCA の持続陽性例でリスクが増大します．

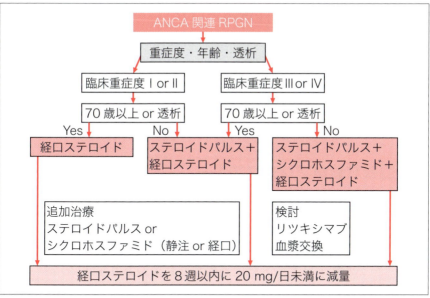

スコア	血清 Cr [mg/dL]	年齢 [歳]	肺病変	血清 CRP [mg/dL]
0	3 未満	60 未満	無	2.6 未満
1	3 以上 6 未満	60〜69		2.6〜10
2	6 以上	70 以上	有	10 以上
3	透析療法			

臨床重症度	総スコア
Grade I	0〜2
Grade II	3〜5
Grade III	6〜7
Grade IV	8〜9

図2　ANCA 関連血管炎による RPGN の診断アルゴリズム
[厚生労働科学研究費補助金難治性疾患等政策研究事業（難治性疾患政策研究事業）難治性腎疾患に関する調査研究班編：エビデンスに基づく急速進行性腎炎症候群（RPGN）診療ガイドライン 2017（丸山彰一監），東京医学社，p25, 2017 より許諾を得て改変し転載]

腎限局性の ANCA 関連血管炎とは？

- ANCA 関連血管炎では一見，腎臓に病変がとどまるような症例もありますが，後述する全身症状が先行する例や後に腎外病変を認める例もあり，全身の病変がないか留意することも肝要です．

この臨床試験がブレークスルー

- ステロイドとシクロホスファミドの併用が海外での標準的な寛解導入療法ですが[3]，日本ではこれまで約半数例でステロイド単独療法が選択されてきました[1]．シクロホスファミドの RCT をもとに，日本でも併用が提案されつつあります[1,2]．
- リツキシマブの寛解導入療法は 2 つの臨床試験（RAVE 試験，RITUXVAS）を契機に海外ではステロイドとリツキシマブの併用が推奨されつつあります[4,5]．これに対し，日本のガイドラインではステロイドとシクロホスファミドの併用が優先されています．現時点ではシクロホスファミドの禁忌例，効果不十分例，再発例などが主なリツキシマブの治療候補に該当します．

こんな患者さんがいました

> **症 例**
>
> 71 歳男性．MPO-ANCA 高値で腎炎性尿所見を認めた ANCA 関連血管炎例です．この時期の全身症状は乏しく，腎生検では典型的な半月体形成性糸球体腎炎を認め寛解導入療法を開始しました．本例では腎炎発症 1 年前に乳腺周囲の皮膚炎があり，病理で肉芽腫性炎症像を認め，その際に MPO-ANCA 値が 67.5 U/mL でした．皮疹は自然消失し CRP 値の上昇は認めませんでしたが，MPO-ANCA 値は 50 〜 60 U/mL と高値を維持しました．

①ANCA の測定が早期診断につながったこと，②腎限局と思われる症例でも以前に他病変が認められたこと，③ANCA 高値の持続が後に重要臓器病変をもたらしたこと，④注意深い経過観察がRPGN となる以前に早期診断と早期治療を可能としたこと，が特徴的でした．

TAKE HOME MESSAGE

- ANCA 関連血管炎は腎炎性尿所見に加え，肺，上気道，皮膚，頭頸部，末梢神経疾患などの全身臓器に症状を認めます．
- ANCA 関連血管炎を疑った場合には，ANCA 測定と障害臓器の評価を行い，感染症や悪性腫瘍などの他疾患を除外したうえで，免疫抑制療法を考慮します．

文　献

1) 有村義宏ほか編：ANCA 関連血管炎診療ガイドライン 2017，診断と治療社，東京，2017
2) 厚生労働科学研究費補助金難治性疾患等政策研究事業（難治性疾患政策研究事業）難治性腎疾患に関する調査研究班編：エビデンスに基づく急速進行性腎炎症候群（RPGN）診療ガイドライン 2017（丸山彰一監），東京医学社，東京，2017
3) Mukhtyar C et al: European vasculitis study group. Ann Rheum Dis **68**: 310-317, 2009
4) Ntatsaki E et al: BSR and BHPR guideline for the management of adults with ANCA-associated vasculitis. Rheumatology (Oxford) **53**: 2306-2309, 2014
5) Yates M et al: EULAR/ERA-EDTA recommendations for the management of ANCA-associated vasculitis. Ann Rheum Dis **75** (9): 1583-94, 2016

15 食塩感受性でなくても減塩する？

結論から先に

- ほとんど浮腫がない食塩非感受性の（塩分制限をしなくても高血圧のない）CKD 患者に対しても，降圧作用・蛋白尿減少作用・末期腎不全予防・心臓血管病予防の観点から **6 g/日未満** の食塩摂取制限が推奨されます[1]．
- 3 g/日以下の過度の減塩は急激な GFR 低下，低栄養，サルコペニアのリスクがあるため，行わないことを推奨します．

具体的にどうするか？

- CKD ステージ G3（eGFR＜60 mL/分/1.73 m^2）以降は，まずは 10 g/日以下，それが可能であれば 6 g/日以下の減塩を指導します．
- CKD 治療の半分は食事療法であることを患者さんに理解していただくことが重要です．
- ただし，一人暮らしで 2 型糖尿病の中年男性ですと，食事は外食もしくは購入したものが中心となる方が多いです．このような方に対しては，「食べすぎない，買いすぎない，頼みすぎない」といった指導しかできないことも少なくありません．
- 家族のサポートがある，もしくは食事を作る場合は，栄養士さんと連携しながら，必要であれば複数回栄養指導を行います．
- 味のないものを食べることが目的ではなく，塩・醤油・味噌以外の出汁・香辛料・柑橘類などを使って**塩以外のもので味付け**

表 1　減塩のコツ

- 調味料を付けるときは小皿を使い，片面だけ
- 酢・レモン・ゆずなどの柑橘類で酸味を効かせる
- 昆布やかつお節，しいたけなどの天然の出汁でうまみを楽しむ
- 汁物は具多めの汁少なめ
- 麺類は減らす，汁は飲まない
  （うどんなら冷凍うどん，かき揚げは出汁につけない）
- 食べすぎない，買いすぎない，頼みすぎない

する工夫と少しの塩を上手に使う工夫を必要とします（表 1）．

- 外食やお惣菜が中心になる場合は「買いすぎない」「残す勇気」が重要です．
- 外来にて随時尿を用いて推定 1 日塩分摂取量を推定することが可能です（Tanaka の式[2]）．

○ Tanaka の式

1 日尿中 Na（mEq/ 日）
= 21.98 × {尿中 Na(mEq/L) ÷ 尿中 Cr (mg/dL) ÷ 10 × [−2.04 × 年齢 + 14.89 × 体重(kg) + 16.14 × 身長(cm) − 2244.45]}$^{0.392}$

- 食事制限すれば低下する HbA1c 値と異なり，減塩で目に見えて Cr 値が低下することはありません．24 時間蓄尿と比べて決して正確な値ではありませんが，患者さんの減塩に対するモチベーションを継続するためには外来での「減塩できていますね」の一言は重要です．
- CKD 患者において，体液量の推定は減塩が達成できているかをみるためにも重要です．とくに毎回の外来で体重を測定し，自宅でも体重測定を勧めます．

① 体液過剰：体重増加，浮腫，胸水貯留，（BNP 増加）
② 体液減少：体重減少，舌の乾燥，尿酸上昇

なぜ考え方が変わったか？

- 食塩感受性高血圧を有する CKD 患者では減塩の効果は目に見えて明らかで，医師も指導しやすいですし，患者さんも納得しやすい側面があります．
- 一方で，ほとんど浮腫がない食塩非感受性の（塩分制限をしなくても高血圧のない）CKD 患者の場合，外来で減塩を勧めるかどうかは非常に迷うところです．
- しかし，最近の基礎研究では食塩による交感神経の活性化，腎局所のレニン・アンジオテンシン（RA）系の活性化，アルドステロンの活性化などを介した塩分の直接的な腎障害が指摘されています．
- また，Na が皮膚や筋肉へ蓄積されていることが近年の Na-MRI という手法で明らかになりました．高食塩食とサルコペニアとの関連も指摘されています．

この臨床試験がブレークスルー

- CKD 患者に対する減塩が有効かどうか，システマティックレビューは行われていないため，質の高い研究は多くはありませんが，近年徐々に塩分の直接的な障害が示されています（**表2**）．
- 7.5 g/日程度の塩分摂取量であっても 5.8 g/日以下と比較して死亡リスクは上昇します[3]．
- 減塩は主に血圧降下作用を介して蛋白尿の減少に寄与します[4]．
- 減塩の末期腎不全に対する効果をみた前向きコホート研究では，尿中 Na 排泄量は血圧とは独立して末期腎不全への進行リスクと関連しました[5]．
- CKD 患者では，尿中 Na 排泄量は血圧や CVD（心血管病）既往と独立して心血管イベントと有意に関連していました[6]．

表2 CKD患者における塩分摂取過剰によるイベントリスク

死亡率(非CKD患者)	1.15倍（95%CI：1.02〜1.30）[3]
高血圧の発生率	1.26倍（95%CI：1.10〜1.44）[4]
末期腎不全リスク	1.61倍（95%CI：1.15〜2.24）[5]
CVD複合イベント	1.36倍（95%CI：1.03〜1.74）[6]

個人的な経験で言えば

- 腎機能が低下しているにもかかわらず減塩ができていない患者さんは，多くの場合体液過剰と浮腫が出現します．その結果，浮腫に対してサイアザイド利尿薬もしくはループ利尿薬を投与されているCKD患者が多く存在します．しかし，漫然とした利尿薬の投与はとくに高齢者では夏場の急性腎障害（AKI）のリスクになるうえに，利尿薬による高尿酸血症も腎機能低下のリスクと考えられています．

- このようなCKD患者において，減塩することで浮腫が消失し，利尿薬が不要になり，利尿薬を中止することで尿酸値も低下した症例を多く経験しました．

- 安易な利尿薬の投与よりも，十分な説明のもとでの6 g/日以下の減塩は，CKD患者においてより安全な抗浮腫療法であり，ひいては利尿薬によるAKIを予防することも含めて，腎機能保持につながると考えられます．

- また，腎機能低下が進むと昼間だけでは毒素や塩分の尿中排泄が追い付かないため，夜間も尿を作り続ける必要があります．減塩によって夜間尿が減少する症例も経験しました．減塩をしても夜間尿が多い場合は，朝の少量の利尿薬が夜間尿に有用なことがあります．

TAKE HOME MESSAGE

- 浮腫がある患者さんであれば，減塩をすれば浮腫が取れて利尿薬が減ります．
- 浮腫のない患者さんでも減塩による腎保護を期待できます．
- まずは体重の測定，塩分摂取量の推定が重要です．
- 減塩・禁煙・減量を含めた非薬物療法はCKD治療の半分を占めます．
- CKD期から透析期，移植後に至っても減塩は必要ですので，それぞれの患者さんに合った無理のない減塩が生活に根付くように粘り強く指導していく必要があります．

文　献

1) 日本腎臓学会編：エビデンスに基づくCKD診療ガイドライン2018，東京医学社，東京，2018
2) Tanaka T et al: A simple method to estimate populational 24-h urinary sodium and potassium excretion using a casual urine specimen. J Hum Hypertens **16**（2）: 97-103, 2002
3) O'Donnell M et al: Urinary sodium and potassium excretion, mortality, and cardiovascular events. N Engl J Med **371**（7）: 612-23, 2014
4) Yu W et al: Importance and benefits of dietary sodium restriction in the management of chronic kidney disease patients: experience from a single Chinese center. Int Urol Nephrol **44**（2）: 549-56, 2012
5) Vegter S et al: Sodium intake, ACE inhibition, and progression to ESRD. J Am Soc Nephrol **23**（1）: 165-73, 2012
6) Mills KT et al: Sodium excretion and the risk of cardiovascular disease in patients with chronic kidney disease. JAMA **315**（20）: 2200-10, 2016

16 たんぱく質制限が必要なのは誰か？

結論から先に

- 腎臓病に対する食事療法と言えばたんぱく質制限とされてきましたが，腎臓病患者のプロフィールが変化したことからサルコペニア，フレイルのリスクを高める危険があるため，全例に画一的に行うことは推奨されていません．
- 対象は**比較的若年**で，**食塩の摂取制限をしていても尿蛋白がA2区分以上**の患者さんです．
- 別の対象として明らかに過剰摂取の人，例えば糖質制限をしている人はおおむね過剰摂取です．しかし血糖コントロールや体重といった面で腎臓にメリットがあるのであれば，それもあわせて判断する必要があります．筋力トレーニングで粉末プロテインを摂取している人は成分を確認します．

具体的にどうするか？

- 管理栄養士がいれば普段からコミュニケーションをとり，腎臓病患者に対する食事療法の大まかな手順を決めておきましょう．
- 管理栄養士に伝票でオーダーを出して，あとはお任せというのはNGです．食事療法で何をどうしたいのかを，きちんと口頭または文章で伝えましょう．目標期間も大まかに定めます．その際に問診で仕事や家庭環境など生活習慣の情報を入手しておきましょう．

〈管理栄養士へのオーダー例〉
① 三食のうち自宅は朝のみです．夜は会食が多いようなので，そのなかで少しでも食塩摂取を抑える方法を提案してください．まずは比較的自由になる昼食から食塩に対する意識付けをお願いします．
② 食事は良いのですが，晩酌はやめられないようです．食塩とカリウムを減らせるおつまみの工夫をお願いします．

- 管理栄養士がいない場合，もしくは専門機関受診に同意が得られない場合には，下記を参考に減塩の指導を行います．

なぜ考え方が変わったか？

- CKDの原因として以前は若年者の慢性糸球体腎炎が多かったのですが，現在は高血圧，糖尿病など生活習慣病の合併症としてのCKDが増え，患者さんは主に高齢者になっています．高齢者に対してたんぱく質制限だけを行うと全体の食事摂取量が減少します．エネルギーをきちんと摂取できるような指導ができる管理栄養士のもとで行わない限り，たんぱく質制限はサルコペニア，フレイルのリスクとなる可能性があります．
- また，たんぱく質制限の理論的根拠は糸球体過剰濾過からの解放で，これを薬理的に可能にするACE阻害薬，ARB，一部のCa拮抗薬の効果とどちらが強いかは検討されていません．近年開発されたSGLT2阻害薬は，投薬により腎臓を糸球体過剰濾過から解放していることを示す明らかなデータが出ています[1]．
- たんぱく質制限はこれらの薬剤が開発される前から行われてきた治療法です．組み合わせることで相乗効果的な腎保護効果が

得られるのか，薬剤投与で十分なのか，臨床研究で実証するのは難しいかもしれませんが，明らかにする必要があります．

この臨床試験がブレークスルー

- たんぱく質制限を支持するブレークスルーとなるような決定的な論文がないことがこの領域の弱点です．

1 MDRD（modification of diet in renal disease）study

- もともと食事療法の効果を評価するにはRCTをはじめとする大規模臨床試験は不向きですが，あえて企画された大規模研究です[2]．腎機能別にたんぱく質摂取量を割り当て，無作為，多施設，intention-to-treat解析で糸球体濾過量（GFR）の変化率をアウトカムとしました．18〜70歳のCKD患者840例を平均2.2年追跡した結果，3年目のGFRは食事群間で有意差はみられませんでした．
- しかし最初の4ヵ月では低たんぱく質食患者のほうが通常たんぱく質食患者よりも急激なGFR低下を示し，その後，低下は緩やかになりました．糸球体過剰濾過を改善した可能性があります．

2 メタアナリシス[3,4]

- いくつかのメタアナリシスではわずかながら低たんぱく質食が腎保護に有効という結果が出ていますが，それぞれの研究の質（食事制限の遵守）や条件が異なるので，ほかの領域と違い，この結果をもってすべてのCKD患者に対して無条件に低たんぱく質食を行うする判断の根拠にはならないと思います．

個人的な経験で言えば

- CKD患者に対し，最初にたんぱく質制限を行うことはありません．ほかの栄養素に比べて実施と継続が難しいからです．多くの患者さんはすべての栄養素について過剰摂取であることが多いのですが，もっとも始めやすいのは減塩です．食材を選別することがないので，メニューに制限がありません．
- 食塩およそ1gは味噌汁1杯，漬物小皿1つ程度で，これを摂らないだけでも十分な効果があり，すぐに1人で始められます．また外食や弁当についてくる小袋の醤油やソースを使わずに下味だけで食べることでも1g程度の減塩となります（**図1**）．
- 1ヵ月程度でこの味覚に慣れてくれば数gの減塩をしていることになり血圧が安定します．この際，食塩だけではなくてほかの栄養素摂取も減少していることが多いので体重減少やほかの検査値の改善がみられることもあります（**図2**）[5]．食塩制限に伴うたんぱく質摂取減少の度合いは人によって異なりますが，まずはその程度で十分と考えています．

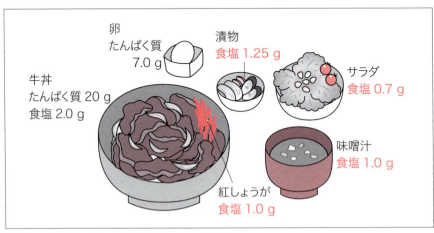

図1 牛丼1杯の食塩は2gですが…

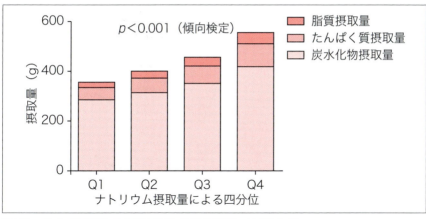

図2 主な栄養素の摂取量は食塩摂取に比例する

［文献5より引用］

こんな患者さんがいました

> **症例**
>
> 　30歳代，銀行総合職勤務．20歳代にIgA腎症と診断され，蓄尿でモニタリングを行いながら食塩制限を中心にきちんと食事療法を行っていました．半年ほど多忙ということで診察を受けず投薬のみを受けて，検査もできませんでした．
>
> 　仕事も私生活も忙しかったようで，久しぶりに蓄尿検査を行ったところ，それまで6～8 g/日であった食塩摂取量が10 gを超えており，尿蛋白量も0.5 g未満（CKD蛋白尿A2区分：ARB内服）であったのが1 g以上の危険領域となりました（**図3**）．
>
> 　話を聞いてみるとこの間に結婚されたようで，そのパートナーの嗜好で朝から漬物を3種類，毎食味噌汁付きになったそうです．この年齢で尿蛋白1 g/日を超えるリスクを話し，パートナーを説得するよう（可能であれば一緒に来院するよう）勧めていますが，惚れた弱みなのか，なかなか難しいようです．

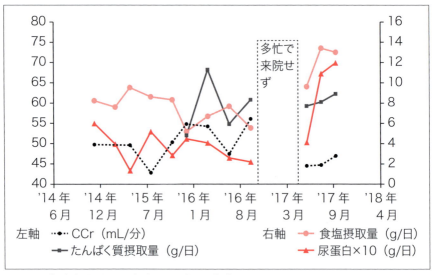

図3 食事摂取量と臨床データの変化

● ここで取りあげた症例のように，食事療法というのは本人の意思と関係なく，何がきっかけで成否が分かれるかわかりません．

TAKE HOME MESSAGE

- たんぱく質の摂取制限をするのは明らかに過剰摂取な人です．
- 透析患者ではたんぱく質の摂取制限は原則的に行いません．
- 食塩の摂取制限をするのは透析患者を含めほぼ全員です．しかしサルコペニア，フレイルが危惧される高齢者は除きます．

文　献

1) Wanner C et al: Empagliflozin and progression of kidney disease in type 2 diabetes. N Engl J Med **375**: 323-334, 2016
2) Klahr S et al: The effects of dietary protein restriction and blood-pressure control on the progression of chronic renal disease. N Engl J Med **330**: 877-884, 1994
3) Nezu U et al: Effect of low-protein diet on kidney function in diabetic nephropathy: meta-analysis of randomised controlled trials．BMJ Open **3**（5）: e002934, doi: 10.1136/bmjopen-2013-002934, 2013
4) Rughooputh MS et al: Protein diet restriction slows chronic kidney disease progression in non-diabetic and in type 1 diabetic patients, but not in type 2 diabetic patients: A meta-analysis of randomized controlled trials using glomerular filtration rate as a surrogate. PLoS ONE **10**（12）: e0145505, 2015
5) Yoon CY et al: High and low sodium intakes are associated with incident chronic kidney disease in patients with normal renal function and hypertension. Kidney Int **93**（4）: 921-931, 2018

17 それは腎性貧血ですか？

結論から先に

- 腎性貧血は慢性腎臓病（CKD）患者に合併する貧血です．**平均赤血球容積（MCV）が正常～大球性で網赤血球数が低下していることが多い**ため，診断の一助になります．
- MCV が小球性の場合は鉄欠乏性貧血の合併を，網赤血球数が高値の場合は出血性病変を鑑別する必要があります．

具体的にどう診断するか？

- 腎性貧血は CKD ステージ G3b 以降から発症頻度が増加する合併症であり，貧血に対するエリスロポエチン（EPO）の産生・分泌の不足（相対的な EPO 欠乏）が主因です．その病態には尿毒症環境での赤血球寿命の短縮，EPO に対する造血細胞の反応性の低下，栄養障害など様々な要素が複雑に影響します[1]．
- 腎性貧血の診断は赤血球数やヘモグロビン（Hb）値などの検査値異常だけでは確定することは難しく，貧血の原因となる疾患や病態の除外が必要となります．
- **表1** に腎性貧血の鑑別に有用な検査を示します．とくに赤血球形態の評価は重要です．
- MCV による貧血の分類は，腎性貧血では正球性～大球性を示すことが多く，小球性の場合は鉄欠乏を合併している可能性が高くなります（**図1**）[1]．
- 小球性の場合はトランスフェリン飽和度やフェリチンを測定

表1 腎性貧血の鑑別に有用な検査項目

1. 赤血球，ヘモグロビン，ヘマトクリット
2. 赤血球形態評価（MCV）
3. 網赤血球
4. 鉄，総鉄結合能，不飽和鉄結合能，フェリチン
5. 血中エリスロポエチン濃度
6. 白血球，白血球分画，血小板
7. 便潜血
8. 生化学検査，蛋白分画，CRP
9. ビタミンB_{12}，葉酸，亜鉛，銅
10. クームステスト，ハプトグロビン
11. 甲状腺機能
12. 副甲状腺ホルモン
13. 骨髄検査
14. その他（血中アルミニウム濃度など）

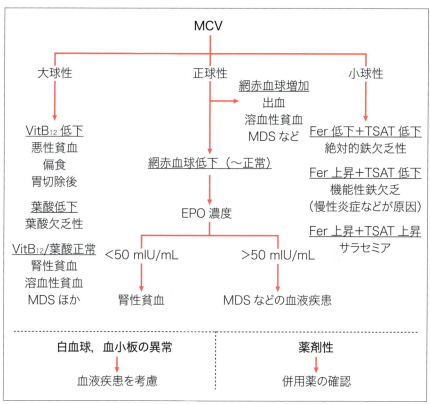

図1 血液疾患の鑑別

Fer：フェリチン，TSAT：トランスフェリン飽和度，VitB$_{12}$：ビタミンB_{12}

［文献1を基に作成］

し，鉄の充足度を評価します．MCV が正球性の場合は網赤血球数を評価し，増加していれば出血性病変の合併を疑います．大球性貧血では葉酸やビタミン B_{12} を評価し，葉酸・ビタミン B_{12} 欠乏性の貧血を除外します（**図1**）．
- 白血球や血小板の異常を伴う場合は血液疾患を合併している可能性があります．
- 一般に腎機能が正常な貧血患者では EPO 濃度が上昇します．一方，CKD 患者では EPO 産生・分泌能が低下しているため，血中 EPO 濃度が測定基準値を超えることはほとんどなく，正常〜低値を示します（**図1**）．
- 血中 EPO 濃度が高値を示す場合は骨髄異形成症候群や EPO を産生する腫瘍性疾患の鑑別が必要です．

腎性貧血の治療はどうするか？

- 腎性貧血は赤血球造血刺激因子製剤（ESA）を用います．保存期 CKD 患者では Hb 値が複数回 11 g/dL 未満となった場合に治療開始します．Hb 値は 11〜13 g/dL の間で維持し，13 g/dL を超えた場合は ESA を減量あるいは休薬します（**表2**）[1]．
- 腹膜透析患者の管理基準は保存期 CKD 患者と同様です．血液透析患者では Hb 値 10 g/dL 未満が開始基準であり，10〜12 g/dL に維持します（**表2**）．保存期 CKD 患者では適切に Hb 値を管理することで，末期腎不全から透析に至るまでの時間を延長できることが報告されています[2]．
- Hb 値は正常値よりも下げて管理を行います．その理由は，Hb 値 13 g/dL を超えた貧血管理では心血管病（CVD）発症率や総死亡率を悪化させるというエビデンスが蓄積しているからです[3,4]．とくに重篤な CVD を合併した患者さんではリスクが

表2 赤血球造血刺激因子製剤（ESA）の投与開始，減量・休薬基準と目標Hb値

目標Hb値	・血液透析患者：10～12 g/dL ・保存期CKD，腹膜透析患者：11～13 g/dL
ESA開始基準値	・血液透析患者：Hb＜10 g/dL（複数回） ・保存期CKD，腹膜透析患者：Hb＜11 g/dL（複数回）
ESA減量・休薬の目安	・血液透析患者：Hb＞12 g/dL ・保存期CKD，腹膜透析患者：Hb＞13 g/dL （保存期CKDで重篤なCVDを合併した患者ではHb＞12 g/dL）

［文献1を基に作成］

高く，目標Hb値を下げた管理を考慮します（**表2**）．

ESAの種類や投与方法はどうするか？

- 腎性貧血に適応があるESAは第1世代のEPO製剤［エポエチンベータ（エポジン®），エポエチンアルファ（エスポー®）］，半減期が長い第2世代のダルベポエチンアルファ（ネスプ®）やPEG化EPO製剤［エポエチンベータペゴル（CERA），ミルセラ®］です．血液透析患者ではEPO製剤のバイオシミラー（エポエチンアルファBS注JCR®）も使用可能です．
- 保存期CKDや腹膜透析患者のESA投与法は，来院回数の問題があるため，一般に長時間作用型ESAを皮下投与で治療します．血液透析では透析後に回路内投与が行われます．

保存期CKD患者へのESA投与はどうするか？

- Hb値が複数回11 g/dLを下回った時点で長時間作用型ESAを低用量から開始します．ダルベポエチンアルファの場合は30 μg皮下投与から開始し，2週間後のHb値を参考に30 μgを

継続あるいは 60 μg へ増量して管理します．その後は反応性をみて投与量を 30 ～ 60 μg の増減幅で調節します．
- ダルベポエチンアルファの規格は 240 μg まで設定されていますが，一般には 1 回投与量 60 ～ 120 μg を 2 ～ 4 週の投与間隔で管理可能です．
- CERA の場合は 25 μg から皮下投与を開始し，2 週間後の Hb 値を参考に 50 μg への増量を検討します．25 ～ 50 μg の増減幅で調節し，Hb 値が安定した時点で維持量を決定して 4 週に 1 度の投与へ移行します．CERA は 250 μg 投与できますが，一般に 4 週に 50 ～ 100 μg/回の投与で管理可能です．

ESA の管理で注意することは？

- ESA 療法中に十分に造血反応が得られないことがあります．**表3** に示すように造血反応性が低下する原因は様々です．しかし，絶対的鉄欠乏や栄養素欠乏などが造血阻害の原因の場合は治療介入が可能です（**表3**）．漫然と高用量の ESA を投与せずに ESA の反応性低下の原因を鑑別します．
- 鉄不足の症例では経口あるいは経静脈投与で鉄剤の補給を行います．保存期 CKD や腹膜透析患者では経口薬での鉄補充が一般的です．
- 鉄剤は貧血が遷延し，トランスフェリン飽和度≦20％および血清フェリチン値≦100 ng/mL の場合に投与します．過度の鉄補給からの高フェリチン血症（フェリチン値≧300 ng/mL）は予後に影響する可能性があるため，鉄剤の投与量が過剰とならないように注意します．

表3　ESAの反応性に影響する因子

出血や失血	造血阻害/造血器基質の欠乏	
慢性失血 ・消化管 ・性器 血液浄化器や回路内への残血	慢性炎症 ・バスキュラーアクセス感染 ・腹膜透析関連感染 ・外科的感染症 ・感染症（結核症など） ・自己免疫疾患（SLEなど） ・悪性腫瘍 ・AIDS ・透析液の非清浄化	・不十分な透析 ・尿毒症物質貯留 ・MIA症候群 移植片の慢性拒絶反応 高度副甲状腺機能亢進症 （線維性骨炎） アルミニウム中毒症 葉酸・ビタミンB_{12}欠乏
造血器腫瘍/血液疾患	栄養状態	その他
骨髄異形成症候群 多発性骨髄腫 悪性腫瘍 異常ヘモグロビン症 AIDS 溶血	低栄養 ・不十分な透析 ・尿毒症物質貯留 ・MIA症候群 栄養素欠乏 ・鉄　　・カルニチン ・ビタミンC ・ビタミンE ・ビタミンB_{12} ・亜鉛　・葉酸	脾臓機能亢進症 抗EPO抗体の出現 薬剤性（ACE阻害薬など） Neocytolysis

Take Home Message

- 腎性貧血の鑑別にMCVや網赤血球数の測定が有用です．
- ESA投与中に造血反応が低下した場合は，鉄欠乏などの合併を考慮して治療します．

文　献

1) 日本透析医学会：2015 年版 慢性腎臓病患者における腎性貧血治療のガイドライン．透析会誌 **49**：89-158，2016
2) Tsubakihara Y et al: High target hemoglobin with erythropoiesis-stimulating agents has advantages in the renal function of non-dialysis chronic kidney disease patients. Ther Apher Dial **16**: 529-40, 2012
3) Singh AK et al: CHOIR Investigators: Correction of anemia with epoetin alfa in chronic kidney disease. N Engl J Med **355**: 2085-98, 2006
4) Pfeffer MA et al: TREAT Investigators. A trial of darbepoetin alfa in type 2 diabetes and chronic kidney disease. N Engl J Med **361**: 2019-32, 2009

18 それは本当に腎実質性高血圧？

結論から先に

- 腎実質性高血圧は二次性高血圧の1つであり，もっとも頻度が高く腎実質性疾患に伴って発症する高血圧です．高血圧と腎機能障害は病因から密接に関係しており，両者が合併している場合その鑑別は難しいことも多く，降圧治療に対しても抵抗性です．
- 腎実質性高血圧の診断でもっとも重要なのは，腎血管性高血圧を含むその他の二次性高血圧の除外です．採血によるホルモン測定のほか，腹部超音波検査や腹部CTなどの画像検査が有用です．また，腎実質性高血圧を疑った場合，原疾患の確定診断のために腎生検が考慮されます．
- 高血圧が発症すると腎障害そのものの進行が加速されるため，降圧療法は心血管合併症予防と，腎機能保護において重要です．原疾患の治療により予後が改善される可能性があるため，早期診断が大事になります．

そもそも高血圧の種類は？

- 高血圧はその原因により，本態性高血圧と二次性高血圧に分けられます．約85〜90％は本態性高血圧です．血圧上昇の原因は遺伝的素因，生活習慣，体重，Na摂取量，ストレスなど，複数の要因が絡み合っていて原因が特定できません．
- 残りの約10〜15％が二次性高血圧で，血圧上昇の原因が同定

表1 二次性高血圧の種類

組　織	疾　患
腎　臓	腎実質性高血圧 腎動脈狭窄症 腎血管炎
副　腎	原発性アルドステロン症 褐色細胞腫 クッシング症候群
その他の内分泌臓器	甲状腺機能亢進症または甲状腺機能低下症 副甲状腺機能亢進症 巨人症
その他	大動脈縮窄症 薬剤性（ステロイド，ピル，シクロスポリン，NSAIDsなど） 睡眠時無呼吸症候群 妊娠中毒症 その他，Liddle症候群などの先天異常

［文献1を基に作成］

でき，原疾患の治療で血圧の改善も期待されます．多くの種類があり（**表1**）[1]，そのなかでもっとも頻度が高いものが腎実質性高血圧です．

- 「高血圧治療ガイドライン2019」（JSH2019）では，詳細な病歴と身体所見，血液や尿検査によるスクリーニングを推奨し，二次性高血圧の各原因疾患について示唆する所見と鑑別に必要な検査を挙げています．下記に示した二次性高血圧を疑う特徴がないか診察し，必要に応じて検査を行います（「19　いつ二次性高血圧を疑うか？」も参照ください）．

腎実質性高血圧の定義と頻度は？

- 腎実質性高血圧は腎機能障害を基礎に発症する高血圧で，高血圧全体の2.5～10％を占めます．本態性高血圧は，慢性腎臓病

表2　腎実質性高血圧の原因疾患

糸球体腎炎（急性・慢性）	痛風腎
糖尿病性腎症	アミロイド腎
腎盂腎炎	腎梗塞
多発性嚢胞腎	薬剤性腎障害
膠原病による腎障害	腎移植後
水腎症	

（CKD）の重要な原因ですが，腎実質性高血圧は二次性高血圧症の重要な原因であることも事実です．すなわち，高血圧とCKDは，2つのまったく異なる病態で1人の患者さんに同時に発症することもあります．

- 高血圧は，糸球体濾過量（GFR）が低下するにつれて直線的に増加します．腎不全では高率に高血圧を認めますが，逆もまた真なりで腎実質性高血圧も適切にコントロールされなければ，腎機能，GFRを加速的に低下させます．2つの病態は非常に密接に関連していて，しばしばその鑑別は非常に難しいです．
- 腎実質性高血圧は，腎実質のなかで糸球体や間質に障害を受けるすべての疾患が原因となりえます（**表2**）．

腎実質性高血圧の病因は？

- 急性および慢性の腎疾患では高血圧を高い確率で合併し，CKDでは約80％に末期腎不全ではほぼ100％に達します．
- 腎実質性高血圧のメカニズムは多様です．急性糸球体疾患では体液増加を伴います．これは血清Cr値が正常でも生じますが，間質疾患では腎機能低下に伴って発症することが多いです．
- 血管炎や強皮症における高血圧は腎虚血によるレニン・アンジオテンシン（RA）系の活性化が主因となります．CKD患者の

高血圧は一般に GFR が低下するほど増加します．その原因として体液量の過剰や Na 貯留などに由来する RA 系の亢進がもっとも関与していると推測されます．

- しかし，体液量の減少や RA 系を阻害するだけでは血圧が正常化しない例が多くみられ，具体的には交感神経活性の亢進（腎臓からの求心性神経刺激が関与），エンドセリンの増加，一酸化窒素（NO）などの欠乏，内皮機能障害なども関わっていると推測されています[2]．
- いずれにしても腎実質性高血圧では，通常濾過機能低下に伴い，尿細管糸球体フィードバック機構が作動します．輸入細動脈拡張と輸出細動脈収縮が生じ，結果として糸球体血圧を上昇させ，GFR の低下を代償させています．しかし糸球体血圧は全身血圧依存性に上昇し，糸球体効果を悪化させる悪循環が生じていきます．

腎実質性高血圧の診断・検査はどうする？

- 高血圧症の患者さんが来院した際，二次性高血圧症を疑う特徴をもつ場合は，腎機能の評価を行います．
- 腎実質性高血圧を示唆する所見は，血清 Cr 上昇，蛋白尿，血尿，腎疾患の既往などがあり，鑑別には血清免疫学的検査，腹部造影 CT，腹部超音波検査，腎生検などの検査が必要になります．
- また，肺水腫や進行性の腎機能低下，腎臓の左右差，腹部血管雑音などがある症例は腎血管性高血圧の可能性（**表3**）を考慮し，血漿レニン活性（PRA），レノグラム，カプトプリル負荷 PRA などの機能的検査と腎動脈（ドップラー）エコー，磁気共鳴血管造影（MRA），CT 血管造影（CTA）などの画像検査を進めていきます．

表 3　腎血管性高血圧を疑う所見

1. 若年発症の高血圧
2. 治療抵抗性高血圧，悪性高血圧
3. RA 系阻害薬開始後の腎機能の増悪
4. 説明のつかない腎機能障害，腎萎縮または腎サイズの左右差（1.5 cm 以上）
5. 説明のつかない突然発症型肺水腫
6. 脳血管病の合併
7. 腹部の血管雑音
8. 夜間多尿
9. 低 K 血症

［日本高血圧学会高血圧治療ガイドライン作成委員会：高血圧治療ガイドライン 2019，ライフサイエンス出版，p183，2019 より許諾を得て転載］

腎実質性高血圧の管理と治療はどうする？

- 腎実質性高血圧の治療は，CKD 合併高血圧患者の治療に準じます．原因疾患の治療が重要ですが，ここでは併存する高血圧に対する血圧管理を中心に述べます．

1 CKD を伴う高血圧患者の降圧目標値

- CKD 診療ガイドラインに従い降圧目標を定めます．糖尿病が原因の CKD の場合，アルブミン尿が陰性でも陽性でも降圧目標は 130/80 mmHg 未満となります[3]．
- 糖尿病以外が原因の CKD で蛋白尿陰性の場合は血圧 140/90 mmHg 未満を目標とし，蛋白尿が陽性（0.15 g/gCr 以上）の場合は 130/80 mmHg 未満とします．75 歳以上の高齢者に関しては糖尿病の有無にかかわらず降圧目標は 150/90 mmHg 未満ですが，起立性低血圧や急性腎障害（AKI）などの有害事象がなければ，140/90 mmHg 未満への降圧を目指します．

2 CKD を伴う高血圧患者に推奨される降圧薬

- ACE 阻害薬，ARB，Ca 拮抗薬，サイアザイド系利尿薬が推奨

されています．糖尿病，非糖尿病で蛋白尿を有する場合は，ARBやACE阻害薬などのRA系阻害薬が第一選択薬となります．
- しかし，RA系阻害薬の開始直後GFRが低下，血清Cr値が10〜30％上昇し，それが長期的な予後悪化につながるという報告もあります．よって同薬剤投与による腎機能低下や高K血症に十分留意し，これら出現時には速やかに減量・中止，またはCa拮抗薬への変更が必要です．
- 75歳以上の高齢CKD患者の降圧薬選択に関するエビデンスは少ないですが，脱水や虚血に対する脆弱性が考慮され，腎機能がeGFR＜30 mL/分/1.73 m^{2}においてはCa拮抗薬が推奨されています[3]．

Take Home Message

- 腎実質性高血圧の病態は複雑なため，多方面からの評価が重要です．
- CKDに合併した高血圧症は腎実質性高血圧症であることが多いですが，ほかの二次性高血圧も1度は疑い除外しておくことが大事です．原疾患の早期治療により予後が改善される可能性があります．
- 高血圧により腎症の進行が加速されるため，降圧療法は心血管イベントの抑制のみならず，腎機能保護のためにも重要です．

文　献
1) 日本高血圧学会高血圧治療ガイドライン作成委員会：高血圧治療ガイドライン 2019，ライフサイエンス出版，東京，2019
2) 谷津圭介ほか：腎実質性高血圧における診断手順．腎・高血圧の最新治療 1（1）：7-13，2012
3) 日本腎臓学会編：エビデンスに基づく CKD 診療ガイドライン 2018，東京医学社，東京，2018

19 いつ二次性高血圧を疑うか？

結論から先に

- 通常よりも高血圧の程度が強い，治療抵抗性の高血圧，高血圧緊急症などの場合，二次性高血圧の可能性があります．
- 二次性高血圧患者は高血圧患者の1割以上にのぼるとも報告されていますが，全症例への網羅的なスクリーニング検査は費用や手間などから適切でないと考えられます．
- 多くの原因疾患がありますが，高血圧や内分泌の専門医による精査を経て早期に手術やインターベンションの適応を考慮すべき主要な疾患として，腎血管性高血圧や内分泌性高血圧である原発性アルドステロン症，褐色細胞腫，クッシング症候群があげられます（腎血管性高血圧の詳細については「18 それは本当に腎実質性高血圧？」を参照）．

二次性高血圧に共通する考え方とは？

- 共通する所見は高血圧の程度が通常よりも強いことで，治療抵抗性高血圧（生活習慣の改善に加え，利尿薬を含む3クラス以上の降圧薬でも降圧不十分）や，高血圧緊急症・切迫症，若年での発症などの例で疑われます．
- また，各疾患に特異的な臨床徴候や，CTなどでの副腎偶発種が疑う手がかりとなります（図1）．

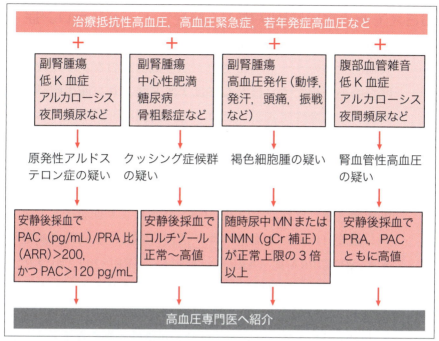

図1　専門医受診までの主な二次性高血圧疾患鑑別の考え方
MN：メタネフリン，NMN：ノルメタネフリン

- 疑い症例を専門医に紹介する理由としては以下のようなものが挙げられます．紹介受診を希望しない場合には，そのような不利益について患者さんへの説明が必要です．

① コントロール困難な高血圧などの症状がある
② 血圧がコントロールされていても心血管病発症のリスクが高いと考えられる
③ 悪性疾患の可能性がある（そのため疾患によらず径3〜4cm程度以上の副腎腫瘤では切除術の対象となる）

おさえておきたい原因疾患①：原発性アルドステロン症

1 どうスクリーニングする？

- 高血圧全体の5〜10％とされ二次性高血圧のなかで比較的頻度が高い疾患です．ほとんどはアルドステロン産生腺腫（片側性）と特発性アルドステロン症（両側副腎過形成）のいずれかで，前者は重症高血圧例が多いのに対し，後者では程度が軽い傾向があります．

- 一般外来でのスクリーニング検査として，午前中の30分安静臥床後（難しければ坐位15分後）採血により血漿アルドステロン濃度（PAC）と血漿レニン活性（PRA）を同時に測定します．PAC/PRA比（ARR）で判定し，ARR＞200（かつPAC＞120 pg/mL）で陽性です．米国の診療ガイドラインではARRのカットオフ値を＞200から＞400の範囲にとっており，400以上ではアルドステロン産生腺腫の可能性が高くなるとされます．

- ARR測定の対象者として，高血圧の全例とする考え方もありますが，とくに（1）血圧160/110 mmHg以上，（2）治療抵抗性高血圧，（3）低K血症，（4）副腎偶発腫瘍，（5）40歳以下の脳血管障害発症，（6）若年での高血圧発症のいずれかがあれば勧められます．米国の診療ガイドラインでは，より広く（a）血圧150/100 mmHg以上，（b）睡眠時無呼吸症候群の合併，（c）第一度近親者の原発性アルドステロン症がある場合にも測定を勧めています．

- ARR評価に影響する降圧薬［RA系阻害薬，ミネラルコルチコイド受容体（MR）拮抗薬，利尿薬，β遮断薬］は数週間程度休薬しておく必要があります．Ca拮抗薬，α遮断薬は検査に影響せず，場合によっては検査までかわりに投与して血圧を管

理します．
- ARRが陽性なら専門医への紹介が勧められます．

2 専門医による精査・治療のアウトライン

- 専門医により機能確認検査（カプトプリル負荷試験など）により診断が確定されます．ただし，低K・低レニン血症を伴う症例は明らかな原発性アルドステロン症で，機能確認検査は確定診断に不要とする考えもあります．

- さらに，類型診断が行われますが，35歳以下で低K血症があり，PAC≧200 pg/mL，CTで片側副腎に10～20 mmの低吸収性腫瘍があれば典型的なアルドステロン産生腺腫例と考えられ，副腎静脈サンプリング（AVS）を省略し片側の副腎摘出を行っても良いとされています（米国内分泌診療ガイドライン）．

- 40歳以上では非機能性副腎腫瘍の頻度が高くなります．アルドステロン産生腫瘍はCTで検出しにくい径5 mm以下の場合もあり，CTだけでの類型診断が困難です．診断のgold standardはAVSですが，それでも片側・両側の判断が難しい場合があります．

- 片側性病変では腹腔鏡下副腎摘出術が第一選択となり，約6割で高血圧の治癒が期待されます．両側性病変の場合や手術適応や希望がない場合には，可能な限りMR拮抗薬を含む薬物療法が行われます．

- 米国のガイドラインでは，スクリーニング陽性だが多忙などの理由から機能確認検査以降の精査を希望しない（すなわち専門医への紹介を希望しない）場合でも，MR拮抗薬の投与を開始することを推奨しています．この場合には精査を受けない不利益を説明する必要があります．

- 薬物療法として，スピロノラクトンではとくに女性化乳房の副作用があり，エプレレノンではMR拮抗作用が強力でないこ

とが問題点です．新しいMR拮抗薬の開発が進められています．

おさえておきたい原因疾患②：クッシング症候群（病）

1 どうスクリーニングする？

- クッシング症候群（CS）は非ACTH依存性の副腎性（全体の約5割）と，ACTH産生下垂体腺腫（クッシング病，約4割）と異所性ACTH症候群（約1割）に分かれます．副腎性の約9割が片側性の副腎腺腫で，ほかに過形成や，まれに副腎癌の可能性があります．
- 副腎性は女性に多く，発症時の平均年齢は40歳代なかばと報告されています．
- 診断の手がかりとなる特異的なクッシング徴候として，満月様顔貌，中心性肥満，皮膚線条，皮膚の菲薄化や皮下溢血，近位筋萎縮（あるいは筋力低下）などがあります．また非特異的徴候として高血圧，月経異常，痤瘡，多毛，浮腫，耐糖能異常，骨粗鬆症（多発骨折を含む），色素沈着，精神異常などがあります．症状の程度は様々でごく軽微にとどまる場合もあります．
- 本疾患の検査所見として白血球増加（リンパ球・好酸球は減少），低K血症，耐糖能異常，脂質異常症があります．
- 中心性肥満などのクッシング徴候がみられないが，コルチゾールまたはACTHの自律分泌を伴う「サブクリニカルCS」も，高血圧や糖尿病を伴って合併症が進行しやすくCSと同様に扱われます．
- アルコール多飲，うつ病などによる偽性CSや，ステロイド剤投与による医原性CSは，原因の除去でホルモン異常が改善しうるため，可能性がないか鑑別が必要です．

- まず一般外来で，早朝の 30 分安静後採血によりコルチゾールと ACTH を同時に測定します．CS ではコルチゾールは正常域または高値となり（正常域でも CS は否定できない），さらに ACTH が正常～高値なら ACTH 依存性が疑われ（クッシング病や異所性 ACTH 産生腫瘍），ACTH が低値なら ACTH 非依存性（副腎性）が疑われます．専門医への紹介は一般にこの時点で行います．
- 副腎偶発腫を伴う場合，多くは片側，単発の腫瘤を呈し，その場合の径は一般に 2 cm 以上となります（原発性アルドステロン症と比較して大きい）．

2 専門医による精査・治療のアウトライン

- 専門医のもとで少量デキサメタゾン抑制試験などのスクリーニング検査により CS の存在を確認します．ACTH 依存性の鑑別のため CRH 試験，大量デキサメタゾン抑制試験，頭部 MRI 検査などが行われ，場合により海綿静脈洞や下錐体静脈洞からの静脈血サンプリングが行われます．
- いずれの場合も外科的摘除が第一選択で，副腎性では腹腔鏡下副腎摘出術が行われ，根治療法となりえます．クッシング病では経蝶形骨洞下垂体摘出術，異所性 ACTH 産生腫瘍でも原因病巣の切除術が行われます．
- ほかに治療として下垂体病変などの切除不能や腫瘍残存例で，放射線療法や薬物療法（オペプリム，メチラポンなどのステロイド合成阻害薬）が行われます．

おさえておきたい原因疾患③：褐色細胞腫

1 どうスクリーニングする？

- 発作性あるいは動揺性の高血圧がみられ，種々の刺激（運動，飲酒，過食，ストレス，排便，腹部触診など）による高血圧発作（クリーゼ）が特徴的です．発作時の症状として動悸，発汗，頭痛，振戦，顔面蒼白などを示しますが，循環血液量減少などから起立性低血圧をきたすこともあります．画像検査での偶発腫瘍も診断の契機となります（本疾患全体の約25％）．副腎腫瘍はCTで径3cm以上が多く検出しやすいとされています．高血圧を呈するのは85％程度とされ，普段は血圧正常で無症状のこともあります（発作型）．
- 性差は少なく，広い年齢層で発症がみられ，診断時の平均年齢は50歳代前半と報告されています．
- 約90％は良性で腫瘍の切除により治癒が期待されます．悪性，両側性，副腎外性がいずれも約10％でみられます（10％病）．また副腎外性では約40％が悪性とされます．
- 内分泌性高血圧のなかでは悪性の頻度が高く，禁忌薬（単独のβ遮断薬，ヨード造影剤，メトクロプラミドなど）が多いことからも，専門医への早期の紹介が望まれます．
- 症状や画像所見で疑いがあれば，一般外来でも可能な随時尿中のメタネフリン（MN）とノルメタネフリン（NMN）を測定します（尿中クレアチニンも同時に測定）．グラムクレアチニン（gCr）補正値でいずれかが正常上限の3倍以上で陽性です．血中カテコールアミン値はスクリーニングとしての信頼度は高くないとされます．

2 専門医による精査・治療のアウトライン

- 専門医のもとでクロニジン試験などにより確定診断が行われ，

MIBGシンチグラフィなどで局在診断が行われます．副腎外では腹部，骨盤部が多く，とくに腹部大動脈周囲にみられます．
- 治療として外科的切除術が第一選択となり，副腎性では腹腔鏡下切除術が行われます．
- 内服治療として α遮断薬が優先的に投与され，血圧が急激に上昇し臓器障害をきたす高血圧クリーゼの場合にはフェントラミンの静注が行われます．
- 良性・悪性の確実な判定は難しく，術後も全身的な画像検査のフォローが長期間必要とされます．

おさえておきたい原因疾患④：腎血管性高血圧

（詳細は「18　それは本当に腎実質性高血圧？」を参照）
- スクリーニング検査として安静後採血による血漿レニン活性（PRA）とアルドステロン値（PAC）の高値が手がかりとなります．
- もし実施できれば腎動脈（ドップラー）エコーも侵襲性が少なくスクリーニングの意義が高い検査です．

Take Home Message

- 血圧管理が困難でなく自覚症状にも乏しい場合，患者さんが専門医受診に前向きでないこともありますが，スクリーニング検査から診断の見当をつけ，紹介に結びつける工夫が必要です．
- 専門医への紹介の有無にかかわらず，精査の必要性，治療の選択肢とその利益・不利益についての説明が必要です．

20 ループ利尿薬は腎臓をもっと悪くする？

結論から先に

- ループ利尿薬はもっとも強力な利尿薬であり腎不全における体液管理には必要不可欠です．
- 体液過剰の補正においてのループ利尿薬投与は推奨されますが，脱水状態における投与はさらなる腎機能悪化を引き起こします．

ループ利尿薬の作用機序は？

- ループ利尿薬はヘンレ係蹄の太い上行脚の尿細管上皮細胞に存在する $Na^+/K^+/2Cl^-$ 共輸送体（Na-K-Cl cotransporter：NKCC2）を阻害することで，Na再吸収抑制によるNa利尿作用を発揮します．糸球体で濾過されたNaのうち最大25％までNaの再吸収が抑制されます．
- フロセミド（ラシックス®）が汎用されているが，その他にもトラセミド（ルプラック®）や長時間作用型のアゾセミド（ダイアート®）が臨床使用されています（**表1**）．
- ループ利尿薬の作用機序において押さえておくべきポイントは，①経口投与と経静脈投与の違い，②アルブミンとの結合，③尿細管上皮細胞からの分泌，の3つです．

1 経口投与と経静脈投与の違い

- フロセミドは経口投与において吸収率が約50％であり，静注と同様の効果を期待する場合には倍量投与が必要となります．

表1 ループ利尿薬の種類

ループ利尿薬	投与経路	投与量	作用発現および持続時間
フロセミド（ラシックス錠）	経口	1日1回 40〜80 mg	T_{max} 1〜2時間，$T_{1/2}$ 0.35時間
フロセミド（ラシックス注）	静注	1回 20〜500 mg	作用発現は5分以内，効果持続は2〜3時間．$T_{1/2}$ 20〜30分
トラセミド（ルプラック錠）	経口	1日1回 4〜8 mg	T_{max} 0.9時間，$T_{1/2}$ 2.2時間
アゾセミド（ダイアート錠）	経口	1日1回 60 mg	作用発現は1時間以内，効果持続は9時間．T_{max} 3.3時間，$T_{1/2}$ 2.6時間

とくに心不全，肝硬変，ネフローゼ症候群などの全身浮腫性疾患では腸管浮腫によるさらなる吸収率低下が考えられるため，必要投与量がさらに増加する可能性があります．一方，トラセミドの経口吸収率はほぼ100％とされています．

2 アルブミンとの結合

- 血中においてループ利尿薬はほぼ100％アルブミンと結合しています．Na利尿に関連する以外の副作用が比較的少ない理由は，血中での蛋白結合により不活性状態にあるためと考えられています．ただし，著しい低アルブミン血症では，次に述べる尿細管上皮細胞からの分泌にまで薬剤が到達しないため，同じ投与量でも十分な効果が得られないことがあります．

3 尿細管上皮細胞からの分泌

- NKCC2が尿細管腔に存在していることから，管腔側からループ利尿薬がNKCC2にアプローチする必要がありますが，ループ利尿薬は蛋白結合率が高いため，糸球体濾過による尿管腔側への移動はありません．その代わり近位尿細管上皮細胞に存在する有機アニオントランスポーター（organic anion transporter：OAT）を介して尿管腔内に分泌され，尿流によって

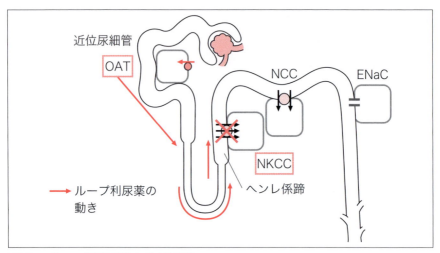

図1 ループ利尿薬の作用部位

NKCC2 の存在するヘンレ係蹄の太い上行脚に到達します（**図1**）．

急性腎障害（AKI）ではどう使う？

- ループ利尿薬は尿細管上皮細胞における Na 再吸収を抑制することは先ほど述べましたが，同時に細胞代謝が減少し酸素消費量が低下するため，低酸素・虚血に対しては保護的に作用することが期待できます．
- 尿流を維持することで脱落した尿細管上皮細胞による尿細管閉塞が予防できることからも糸球体濾過の維持に有利に働くと考えられます．最近の動物実験で尿細管閉塞あるいは尿流量減少を抑制することが AKI 治療として有効であると複数報告されています[1,2]．
- Mehta らによる後ろ向き観察研究では，利尿薬の投与が院内死亡率および腎機能悪化のリスクを有意に上昇させたことが示

されています[3]．一方，小規模な RCT を複数集計したメタ解析では，AKI におけるループ利尿薬の投与は死亡率，血液浄化の必要性などについて，統計学的に有意な影響は示されませんでした[4]．
- 後ろ向きの観察研究において病態を悪化させ，RCT では無効であるが悪化はさせなかった結果が得られたことから，利尿薬投与の対象となりやすい乏尿性 AKI は予後が悪く，尿量を基準としない利尿薬の投与はアウトカムに影響を及ぼさない，ということがうかがえます．
- 「ループ利尿薬は脱水を惹起し AKI をむしろ増悪する」というイメージがありますが，AKI 診療ガイドライン 2016 においても，「AKI の予防を目的としてループ利尿薬を投与することは推奨しない．また，体液過剰を補正する目的での使用を除き，AKI の治療としてループ利尿薬を投与しないことを提案する」とされています[5]．

慢性腎臓病（CKD）ではどう使う？

- ガイドラインにおいては CKD におけるループ利尿薬投与の推奨は限定的であり，体液過剰が必須条件とされています[6]．
- 「エビデンスに基づく CKD 診療ガイドライン 2018」においては，浮腫を伴う DKD（糖尿病性腎臓病）患者において，体液過剰が示唆される場合にループ利尿薬投与は推奨されています．ただし，RA 系阻害薬や NSAIDs などの併用薬や過剰投与により腎機能が悪化するリスクがあり，投与中は慎重に経過観察する必要がある，とされています[6]．
- また，高血圧を伴う CKD 患者には，基本的には ACE 阻害薬，ARB，Ca 拮抗薬，サイアザイド系利尿薬が推奨されており，ルー

プ利尿薬は体液貯留を伴った CKD に推奨が限定され，腎機能低下や低 K 血症への十分な注意が必要であるとされています[6]．

心不全ではどう使う？

- ループ利尿薬は心不全における体液コントロールに汎用されています．
- 急性心不全の臨床試験における後ろ向き解析では高用量フロセミドが予後を悪化させる可能性が指摘されていますが，前向き研究では高用量フロセミドが生命予後を悪化させることは報告されていません．
- 急性非代償性心不全（acute decompensated heart failure：ADHF）に対するフロセミド投与について大規模 RCT である DOSE 試験（diuretic optimization strategies evaluation）[7]では，①フロセミド 12 時間ごとのボーラス投与 vs 持続静注，②すでに投与されていた経口用量と同等量 vs 2.5 倍量，が検討されました．
- ボーラス群と持続静注群の比較では，患者さんの症状，血清 Cr 値の変化に有意な群間差はありませんでした．高用量と低用量の比較では，72 時間後の体液の減少（4,899 mL vs 3,575 mL, $p = 0.001$）においては高用量群のほうが有意に高かったものの，血清 Cr 値の変化については有意な群間差は認められず，腎機能が低下した患者さんの割合が多い結果でした（72 時間以内の血清 Cr 値の増加 > 0.3 mg/dL：23％ vs 14％, $p = 0.04$）．ただし，入院日数，入院期間を除く生存日数には差はありませんでした．

TAKE HOME MESSAGE

- ループ利尿薬は体液過剰を呈する多くの病態において有効な薬剤です．
- 体液過剰がない状態で投与すると血管内脱水を増長し，腎潅流圧の低下から GFR が低下します．
- たとえ浮腫が存在していても，低アルブミン血症や，低心拍出量などによる有効循環血漿量が減少した状態でループ利尿薬を投与すると，腎機能悪化のリスクとなります．

文　献

1） Arai S et al: Apoptosis inhibitor of macrophage protein enhances intraluminal debris clearance and ameliorates acute kidney injury in mice. Nat Med **22**: 183-93, 2016
2） Nakano D et al: Reduction of tubular flow rate as a mechanism of oliguria in the early phase of endotoxemia revealed by intravital imaging. J Am Soc Nephrol **26**: 3035-44, 2015
3） Mehta RL et al: PICARD Study Group. Diuretics, mortality, and nonrecovery of renal function in acute renal failure. JAMA **288**: 2547-53, 2002
4） Ho KM, Power BM: Benefits and risks of furosemide in acute kidney injury. Anaesthesia **65**: 283-93, 2010
5） AKI（急性腎障害）診療ガイドライン作成委員会編：AKI（急性腎障害）診療ガイドライン 2016．日腎会誌 **59**（4）：419-533, 2017
6） 日本腎臓学会編：エビデンスに基づく CKD 診療ガイドライン 2018，東京医学社，東京，2018
7） Felker GM et al: NHLBI Heart Failure Clinical Research Network. Diuretic strategies in patients with acute decompensated heart failure. N Engl J Med **364**: 797-805, 2011

21 本当に透析が必要な急性腎障害（AKI）

結論から先に

- 急性腎障害（acute kidney injury：AKI）において，腎機能低下を補うために腎代替療法（RRT）を行う場合の適応基準を renal indication と呼び，高度の代謝性アシドーシス，コントロールできない高K血症，乏尿に伴う肺うっ血，意識障害などが挙げられます．
- RRT を施行する場合，持続腎代替療法（CRRT），間欠腎代替療法（IRRT），両者の利点を兼ね備えたハイブリッド的な治療法である SLED から，症例に合わせて選択します．

AKI で，どんなときに「透析」が必要か？

- いわゆる「透析」には色々な種類があり（column 参照），それらをまとめて，腎代替療法（renal replacement therapy：RRT）と呼びます．
- AKI で腎機能低下を補うために RRT を行う場合の適応基準は，renal indication と呼ばれ，施設によって細かい数値は異なりますが，おおむね以下が挙げられます[1]．

① 動脈血液ガスで pH 7.15 未満の代謝性アシドーシス
② 高K血症（血清 K＞6 mEq/L，治療している場合は血清 K＞5.5 mEq/L）

③ 溢水による肺水腫で $SpO_2 > 95\%$ を保つために 5 L/分以上の O_2 投与または $FIO_2 > 50\%$ が必要
④ BUN ≧ 112 mg/dL
⑤ 72 時間以上続く乏尿

その他，腎不全による意識障害や出血傾向も適応となります．
- AKI に対して早期に RRT を開始しても予後は良くなりません．適応を考えて行うことが大切です．
- ただし最近の研究では，血清 Cr 値がもとの 2 倍以上かつ血漿 NGAL 150 ng/mL 以上であれば早期に RRT を行うことが有効と示されました[2]．今後は RRT の導入時期に関して，従来の判断基準だけではなく NGAL などの鋭敏なバイオマーカーで判断できるようになるかもしれません．

RRT は積極的に行うべきか？

- RRT は魔法の杖ではありません．RRT をすれば「悪いモノ」が除去されて状態が良くなるとか，意味のない点滴（カロリー投与のためでない点滴）を継続するために持続で RRT を行うという考えは間違っています．
- RRT には**表 1** のような様々な合併症があることを認識し，安易に行うことは避けるべきです．

表 1 緊急 RRT の合併症・デメリット

血管アクセスに伴うもの	感染，血管損傷，動脈穿刺，血腫，気胸，血胸，動静脈瘻
透析一般の合併症	低血圧，不整脈，水・電解質異常，栄養素消失，アルブミン漏出，低体温，抗凝固薬使用に伴う出血，補体の活性化
とくに長時間の RRT では	重症の低 K 血症，重症の低 P 血症，低体温

どのような症例にどのような RRT を選択するか？

- RRT には，持続腎代替療法（continuous RRT：CRRT），間欠腎代替療法（intermittent RRT：IRRT），両者の利点を兼ね備えたハイブリッド的な治療法である SLED（sustained low-efficiency dialysis）があります（**表2**）．RRT を行う目的と症例の血行動態によって，デバイスを選択します[3]．
- もっとも短時間で強力に溶質を除去できるのは IRRT です．高 K 血症や代謝性アシドーシスの補正には，IRRT を選択します．強力な反面，血行動態への影響も大きいので，重症のショック状態など，血行動態の不安定な症例には不向きです．
- 溶質を除去したいが，血行動態が不安定な症例には，IRRT の効率を下げた SLED を選択します．効率を下げるぶん，治療時間を 6 時間以上に延ばして行う方法です．
- 血行動態が不安定にもかかわらず体液貯留が多い場合，例えば重症の心不全で肺うっ血を伴う症例や，肺水腫で酸素化が悪い敗血症性ショックの症例では，緩徐に除水できる CRRT を選択します．多くの施設で行われている CRRT では，使用できる透析液量に保険上のしばりがあります．そのため透析液流量は IRRT では 500 mL/分なのに対して，CRRT では約 10 mL/分と極めて少なく，溶質除去の効率は IRRT に劣ります（**表2**）．

表2 RRT の比較

	IRRT	SLED	CRRT
血流量（mL/分）	120〜300	80〜120	80〜120
透析液流量（mL/分）	500	300	0〜14
置換液流量（mL/分）		30〜50	0〜14
施行時間（時）	4〜5	6〜10	24

AKI で RRT を避けるためには？

- 急激な腎機能低下をみたら，まずは原因検索です．そのためには超音波検査と尿検査が必須です．超音波検査では，腎萎縮と水腎症の有無を判断します．
- 腎後性は AKI の 30％程度を占め，超音波検査で水腎症を見つければ診断がつきます．腎後性であれば，閉塞機転に対する治療によって AKI を治すことができます．
- AKI のうちでもっとも頻度の高い腎前性 AKI（外来で 90％，院内発症で 60 ～ 70％）は，尿 Na 排泄が抑制されていることで診断できます．脱水やショック状態による腎前性 AKI であれば，適切な補液で治すことができます．重症心不全や両側腎動脈狭窄などでも腎前性 AKI となりますが，これらの場合は必ずしも補液が適切とは限りません．
- AKI では，NSAIDs，ACE 阻害薬，ARB は中止すべきです．
- 無尿状態では利尿薬は効きません．使うべきではありません[5]．
- 過度の補液も腎臓をうっ血させ，かえって腎機能を悪くしますので，尿が出ないからといって点滴を増やすのは誤りです．
- 補液の成分として，Cl を過剰に入れると AKI のリスクが上がります．生理食塩水などの高 Cl の補液は避けるべきです．

TAKE HOME MESSAGE

- AKIでRRTを行うのは，高度の代謝性アシドーシス，コントロールできない高K血症，乏尿に伴う肺うっ血，意識障害があるときです．
- RRTは魔法の杖ではないので，適応がないときに早期に開始しても予後は良くなりません．
- 血行動態が安定していれば間欠的な，血行動態が不安定なら持続的なRRTを考慮しましょう．

Column 腎代替療法の種類

- 腎代替療法（RRT）には，大きく分けて24時間持続で行うCRRTと間欠的に行うIRRTがあります．
- CRRTのモードとしては持続的に血液濾過を行うCHF（continuous hemofiltration），血液透析を行うCHD（continuous hemodialysis），血液透析と血液濾過を同時に行うCHDF（continuous hemodiafiltration）があります．
- IRRTではほとんどの場合，いわゆる「透析」，IHD（intermittent hemodialysis）が選択されます．
- CRRTとIRRTは，生命予後，血行動態への影響，腎予後いずれにおいても，同等とされています．ただし重症のショック状態でのデバイスの優劣に関するエビデンスはありません．IRRTはCRRTと比べて，抗凝固薬が少なくてすむ，ダイアライザー内凝血が少ない，低体温を避けられる，患者さんの移動やリハビリが可能，経済的，医療スタッフの負担が少ない，などの利点があります．
- さらに最近では，CRRTとIRRTの両者の利点を備えたハイブリッド型ともいえるSLEDも注目を浴びています．SLEDは従来のIRRTの透析液流量（500 mL/分）を200〜300 mL/分と1/2程度に減量し，一方，透析時間をIRRTの2倍程度の6〜10時間に延長させる方

法で，血行動態が不安定な状態で十分な透析が必要な病態に適しています．
・SLED も CRRT も血行動態への影響が少ない点では類似していますが，SLED は CRRT と比べてはるかに優れた透析効率をもち，また 24 時間施行する必要がないため，患者さんが動くことができる時間がある，医療安全，医療経済の面で優れている，などの利点があります[4]．

文　献

1) Gaudy S et al: Initiation strategies for renal-replacement therapy in the intensive care unit. N Engl J Med **375**: 122-133, 2016
2) Zarbock A et al: Effect of early vs delayed initiation of renal replacement therapy on mortality in critically ill patients with acute kidney injury: the ELAIN randomized clinical trial. JAMA **315**: 2190-2199, 2016
3) 瀬田公一, 志馬伸朗：プライマリ・ケアで遭遇する救急疾患　急性腎不全．治療 **96**（7）：1099-1104, 2014
4) 瀬田公一, 八幡兼成：徹底ガイド　急性血液浄化法 2014-15 持続 vs 間歇血液浄化療法と患者予後．救急・集中治療 **26**：510-516, 2014
5) 瀬田公一ほか：利尿薬の薬理作用と利尿薬抵抗性のメカニズム　慢性心不全．薬局 **68**（7）：2652-57, 2017

22 CKDでも使える痛み止め

結論から先に

- 腎機能が低下した慢性腎臓病（CKD）患者の疼痛に対しては，非ステロイド性抗炎症薬（NSAIDs）は内服を極力避け，湿布薬などの局所療法で対応します．
- 解熱鎮痛薬の内服はアセトアミノフェンを中心とし，可能な限り少量，短期間の投与とします．
- トラマドール，プレガバリンなどを投与する際は，腎機能に応じた投与量に減量します．
- CKDキャンペーン，診療ガイドの普及により，CKD進展リスクに関する認識が深まったため，以前よりNSAIDsによる腎障害が注目されるようになったと考えられます．

NSAIDs使用でどんな腎障害が起こりうるか？

- NSAIDsにより種々の腎障害が惹起されますが（**表1**），もっとも一般的なものは急性腎障害（AKI）です[1]．
- NSAIDsによるAKIは，プロスタグランジン産生抑制による虚血性腎障害が一般的です．虚血が持続して重症になると，急

表1 NSAIDsによる代表的な腎臓合併症

・AKI（虚血性腎障害）	・ネフローゼ症候群	・高血圧
・急性尿細管壊死	・低Na血症	・浮腫
・急性/慢性尿細管間質性腎炎	・高K血症	・急性乳頭壊死

［文献1を基に作成］

性尿細管壊死を呈します[1].
- アレルギー機序による急性間質性腎炎，間質性腎炎を併発したネフローゼ症候群を発症することもあります[1].

高リスク患者の同定ポイントとリスク管理

- NSAIDsによる腎障害リスクを増大させる因子（**表2**）をもつ患者さんでは，AKI発症に注意する必要があります[2].
- 腎機能が低下したCKDはAKI発症のリスクです．KDIGOガイドラインでは，NSAIDsはeGFRが30 mL/分/1.73 m² 未満では投与を避けること，60 mL/分/1.73 m² 未満では継続的に投与しないことが提案されています（**表3**）[3].
- 併用薬にも注意が必要です．例えば，NSAIDsはリチウム排泄を阻害し，リチウムの血中濃度を上昇させます（**表3**）．
- 虚血性腎障害の予防法は，十分な水分補給などによる適切な腎血流の保持です[1]．臨床的には，脱水時のNSAIDs投与を避けることが重要と考えられます．

表2 NSAIDsによる腎障害の危険を増大させる因子

・CKD（とくにeGFR＜60 mL/分/1.73 m²） ・高齢 ・脱水，細胞外液量低下	・高血圧 ・糖尿病 ・うっ血性心不全 ・ネフローゼ症候群	・肝硬変 ・レニン・アンジオテンシン系阻害薬，利尿薬投与

表3 KDIGOによる鎮痛薬投与に関する注意喚起

NSAIDs	・GFR＜30 mL/分/1.73 m² では投与を避ける ・GFR＜60 mL/分/1.73 m² では長期投与は推奨されない ・リチウム使用中は投与しない ・レニン・アンジオテンシン系阻害薬使用中は投与を避ける
オピオイド	・GFR＜60 mL/分/1.73 m² では減量して用いる ・GFR＜15 mL/分/1.73 m² では慎重投与

［文献3より引用］

痛み止めはどう選ぶ？　どう使う？

1 選択のポイント

- 解熱鎮痛薬の内服が必要な場合は，アセトアミノフェンが推奨されます．日本では高度腎機能障害には禁忌とされていますが，米国ではCKD患者に対して推奨されています[2]．
- スリンダクやCOX-2阻害薬のほうが，ほかのNSAIDsよりAKIを発症しにくいという明らかなエビデンスはありません．
- NSAIDsの坐薬も，内服薬と同様に腎障害のリスクとなります．
- 一部のNSAIDs湿布薬には，薬物血中濃度が上昇するものがあります．これらでは，内服薬と同様の配慮が必要です．
- 低用量アスピリンは腎機能への悪影響が少ないと考えられています[2]．
- 慢性疼痛や抜歯後疼痛に対して用いられる，トラマドールとアセトアミノフェンの合剤は，腎障害が少ないことが期待されています[2]．
- アセトアミノフェンとアスピリンの併用は，腎機能障害のリスクを増大させる可能性があり，注意が必要です．

2 投薬量とフォローアップ法

- アセトアミノフェン：1回投与量400 mgを目安に増減します[2]．最大投与量は4 g/日ですが，鎮痛が得られれば，できるだけ少量とします．
- 腎機能に応じた投薬量調整が必要な薬剤では，適切な調整を行います（**表4**）．
- 定期的な血清Cr値測定など，腎機能のモニタリングが必須です．
- AKIを発症しても，早期の薬剤中止であれば，中止後2〜7日で腎機能が回復するとされています．AKIが重篤でも，多くは数日〜数週間で回復します[1]．

表4 腎機能に応じた投薬量の調整

薬　剤	クレアチニンクリアランス（mL/分）		透析患者
	＞50	＜50（保存期腎不全）	
トラマドール	1回25～100 mg，1日4回まで	腎機能正常者の50%まで	腎機能正常者の25%まで

薬　剤	クレアチニンクリアランス（mL/分）				透析患者
	＞60	30～60	15～30	＜15	
プレガバリン	1日150～600 mg	1日75～300 mg	1日25～150 mg	1日25～75 mg	1日25～75 mg

［文献2を基に作成］

- アセトアミノフェンでも長期投与による安全性は不確定です[4]．高用量で長期投与すると，腎機能低下や肝機能障害のリスクがあるため，できるだけ少量，短期間の投与を心掛けます．

この解析結果が参考に

- 薬剤の性質上，ランダム化比較試験はデザインしにくく，これまで得られた知見のほとんどは観察研究によるものです．
- NSAIDs投与によりAKI発症リスクの上昇がみられました．スリンダクやCOX-2阻害薬のほうが，ほかのNSAIDsよりAKI発症が少ないという結果は得られませんでした[5]．
- CKDステージG3～5を対象としたメタ解析では，NSAIDsは通常量投与ではCKD進展のリスクではなかったものの，高用量では進展リスクでした（オッズ比1.26）[6]．

個人的な経験で言えば

- 疼痛が強くて解熱鎮痛薬が必要な場面は，臨床的によく経験します．アセトアミノフェンで十分な疼痛緩和が得られず，NSAIDsを短期間使用せざるを得ないこともあります．

- しかし，NSAIDs の投与量や期間に関し，「ここまでなら安全」といえる限度があるわけではないので，できるだけ少量，短期間投与を心掛けています．

Take Home Message

- 鎮痛薬は漫然と長期投与せずに必要時，腎機能に応じた投与量の調整をしましょう．
- 痛み止め投与中は腎機能をモニタリングしましょう．
- AKI 発症をみたら，速やかに NSAIDs を中止します．
- 脱水に注意しましょう．

文　献
1）薬物性腎障害の診療ガイドライン作成委員会：薬物性腎障害診療ガイドライン 2016．日腎会誌 **58**（4）：477-555，2016
2）日本腎臓学会編：CKD 診療ガイド 2012，東京医学社，東京，2012
3）KDIGO CKD Work Group: KDIGO 2012 clinical practice guideline for the evaluation and management of chronic kidney disease. Kidney inter Suppl **3**: 1-150, 2013
4）日本腎臓学会編：エビデンスに基づく CKD 診療ガイドライン 2018，東京医学社，東京，2018
5）Ungprasert P et al: Individual non-steroidal anti-inflammatory drugs and risk of acute kidney injury: A systematic review and meta-analysis of observational study. Eur J Intern Med **26**（5）: 285-291, 2015
6）Nderitu P et al: Non-steroidal anti-inflammatory drugs and chronic kidney disease progression: a systemic review. Fam Pract **30**（3）: 247-255, 2013

23 CKDで骨折するか？

結論から先に

- CKDは骨折の危険因子です．
- CKDでは一般人口に比し，骨折リスクが高いことが多くの研究で示されています．40歳以上のCKD患者67万人を対象とした大規模なコホート研究ではCKDステージG3以降で骨折発症率が有意に増加し，男女とも腎機能低下とともに骨折発症率が段階的に上昇することが示されています[1]（図1）．
- 骨折を生じた透析患者では，非骨折患者と比べて死亡率が約4倍と報告されており，骨折はCKD患者のADL・QOL低下だけでなく生命予後そのものに大きな影響を及ぼすと考えられます．

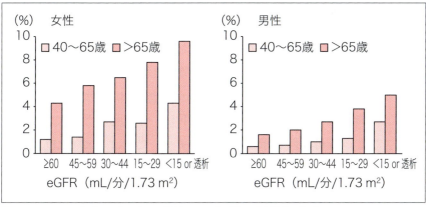

図1　CKD患者における骨折の3年間の累積発症率

［文献1より引用］

- CKD 患者のリスク管理を行ううえで，骨折予防の対策は非常に重要なポイントです．

なぜ CKD では骨折リスクが上昇する？

- 脆弱性骨折とは，比較的弱い外力で生じる非外傷性骨折を指します．代表的なものとしては，椎体圧迫骨折や大腿骨頸部骨折などですが，CKD 患者ではこの脆弱性骨折が増加します．
- CKD では加齢や閉経などの一般的な要因に加え，高 P 血症，低 Ca 血症，活性型ビタミン D 低下，二次性副甲状腺機能亢進症などのミネラル代謝異常により，骨密度の低下，続発性骨粗鬆症をきたします．つまり腎機能低下とともに CKD 患者の骨密度は低下します．
- 従来，骨粗鬆症は「骨密度の低下により，骨折の危険性が増大する疾患」と考えられていましたが，2000 年の米国国立衛生研究所（NIH）におけるコンセンサス会議では「骨粗鬆症は，骨強度の低下を特徴とし，骨折のリスクが増大しやすくなる骨格疾患である」と提唱されました．つまり骨折リスクは骨密度以外の要因も考慮する必要があり，骨強度＝骨密度ではない，ということです．骨密度以外の要因を「骨質」と言います．
- 骨強度は「骨密度」と「骨質」からなりますが，CKD 患者では皮質骨内での酸化ストレスの増大，アパタイト配向性の乱れや AGEs（終末糖化産物：advanced glycation end products）架橋の増加などにより骨質が低下し，骨強度低下に大きく影響している可能性が示唆されています．このように CKD に特異的にみられる骨質劣化を主体とする骨強度の低下は「尿毒症性骨粗鬆症」とも呼ばれています[2]．
- 脆弱性骨折の発症には骨強度の低下だけでなく，転倒頻度の上

昇も影響します．CKD患者・透析患者では筋力低下，神経障害，視力障害に加え，脳血管疾患などの並存疾患などのため転倒しやすいことが容易に想像されます．実際，腎機能低下・CKD進展に伴いサルコペニア，フレイルの頻度が上昇することが示されています．**CKD患者は骨密度，骨質ともに低下し，骨が脆く，さらに転倒しやすいために骨折しやすい**，ということです．

CKD-MBDが重要と言われているものの…

- CKDにおける骨ミネラル代謝異常は骨だけでなく，全身の血管病変や心血管病進展に大きく関わり，生命予後に直結する重要な病態であることが明らかとなってきました．いわゆるCKD-MBDという概念です．
- 心血管病抑止，生命予後改善に直結しますので，このCKD-MBDの管理，つまりCa，PおよびPTHを適切に調節することがまずは重要です．これについては日本透析医学会のCKD-MBD診療ガイドライン[3]を参照してください．
- しかし，CKD-MBDに対する管理目標は心血管イベントや死亡をアウトカムに設定されたもので，骨折リスクを低下させるというエビデンスは実はほとんどありません．血清P，Ca値は骨折発症に関連がないという報告も多く，PTH 900 pg/mL以上で骨折の発症が増加するという報告もありますが，PTHレベルと骨折に関連がない，という報告もあったりします．
- 最近，透析患者を対象にCa受容体作動薬であるシナカルセト（レグパラ®）を用いたランダム化比較試験の結果が公表されましたが，サブ解析結果では有意な骨折リスクの低下を認めたことが報告されました[4]．

- 以上のようにCKD-MBDの管理は骨折予防に対しても重要なポイントであるとは思われますが，CKD-MBDの概念やその対策がだいぶ浸透し，極端にPTHの高い透析患者はあまりみられなくなってきたにもかかわらず，とくに透析患者の骨折はいまでもしばしば経験され，少なくともCKD患者における骨折の頻度が大きく改善したとは言えず，CKD-MBD対策のみで十分とは思えません．

CKD患者に対する骨粗鬆症治療の現状は？

- これまで述べたようにCKD患者は骨粗鬆症になりやすく，骨折リスクも極めて高いにもかかわらず，CKD患者の骨粗鬆症に対して明確なエビデンスをもった薬剤はないのが現状です．先ほどの日本透析医学会のCKD-MBDの診療ガイドラインでも早期のCKDにおける骨粗鬆症では非CKD患者と同様に，ビスホスホネート製剤や選択的エストロゲン受容体モジュレーター（SERM）が推奨されていますが，進行したCKDでは治療法が確立していない，と記載されています．
- CKD患者の骨脆弱性には，骨質の低下が大きく影響している可能性を述べましたが，現時点で骨質を測定する方法や，骨質を改善させる薬剤はありません．
- 近年，透析患者を含むCKD患者において骨密度が骨折リスクを予測するという報告がいくつかなされ，やはり骨密度を上昇させる治療は重要であると思われます．CKD-MBDの管理を十分に行ったうえで，骨密度が低下した患者さんには骨粗鬆症治療薬による治療を検討したほうが良いでしょう．

具体的にどのように骨粗鬆症治療薬を使えば良い？

1 ビスホスホネート製剤

- CKDステージG1, 2および生化学異常を伴わないCKDステージG3における骨粗鬆症ではビスホスホネート製剤が推奨されます．
- CKDステージG4以降では短期的には骨塩量増加は期待されるものの，無回転骨を高頻度に生じることや，ビスホスホネート製剤治療における最大の合併症である顎骨壊死のリスク上昇が懸念されることなどから，少なくとも長期の使用は避けたほうが良いと考えます．骨粗鬆症の予防と治療ガイドラインでもCKDでは禁忌もしくは慎重投与となっています．
- PTH上昇を伴うCKDステージG3，4以降か透析患者では，まずはCKD-MBDの治療をしっかり行いましょう．

2 ラロキシフェン

- SERMであるラロキシフェン（エビスタ®）は腎機能にかかわらず椎体骨量を増加させ，骨折リスクを低下させることが報告されています．
- あくまで閉経後の女性が対象にはなりますが，SERMはCKD患者の骨粗鬆症に有効と思われます．

3 デノスマブ

- デノスマブ（プラリア®）は，RANKLに特異的に結合することで破骨細胞の分化，活性化を抑制する新規骨粗鬆症治療薬です．デノスマブは腎機能に関係なく，骨密度増加や骨折抑制効果が得られることが報告されています．
- 透析患者でも骨密度を増加させることが示されていますが，とくに進行したCKDでは高度の低Ca血症をきたすため，頻回な血清Ca値の測定と活性型ビタミンDとカルシウム製剤の使

用が必須です．

- デノスマブは6ヵ月に1回の皮下投与であり患者負担も少なく，骨密度改善効果も優れるため，CKD患者の骨粗鬆症治療に期待のもてる薬剤と思われます．
- しかしながら，長期使用については不明な点もまだ多く，低Ca血症によるPTH上昇も気になるところです．CKD-MBDの管理に精通した専門医のもとでなされるべきでしょう．

4 テリパラチド

- PTH製剤であるテリパラチドは，間欠的に投与することで骨形成を促し，骨密度を増加させる薬剤です．骨密度低下を伴うintact PTH＜60 pg/mLの透析患者において，骨密度の改善が報告されています．
- 基本的にはPTHの低下した，無形性骨（低回転骨）の状態で骨塩量低下を伴うCKDが対象になります．PTHが低く，すでに脆弱性骨折を起こしている症例や，骨密度低下が顕著な場合にはテリパラチドの使用を検討して良いと思います．
- 連日製剤と週1回製剤がありますが，それぞれ24ヵ月，18ヵ月と使用期間が決まっていて，どういう症例にどのタイミングで使用するのが良いかなどについて不明な点も多く，まだまだ今後の検討が必要な薬剤です．

5 その他

- 治療薬のほか，フレイル，サルコペニアへの対策を行い，転倒しないようにすることもとても重要です．

Take Home Message

- CKDでは骨密度，骨質ともに低下し，骨折のリスクが高いです．
- 骨折リスク低下のために現状でできることは，CKD-MBDの管理をしっかり行うことと，骨密度を上げることです．
- 骨粗鬆症治療薬としては早期CKDではビスホスホネート製剤，閉経後女性ではSERMが使用可能です．
- PTHが低い（無形成骨）CKDではテリパラチド，低Ca血症対策がきちんとできればデノスマブも選択肢とはなりますが，慎重に使用しましょう．
- 転ばないようにすること（フレイル対策）もとても重要です．

文　献

1) Naylor KL et al: The three-year incidence of fracture in chronic kidney disease. Kidney Int 86（4）: 810-818, 2014
2) Kazama JJ et al: Uremic osteoporosis. Kidney Int Suppl 3（5）: 446-450, 2011
3) 日本透析医学会：慢性腎臓病に伴う骨・ミネラル代謝異常の診療ガイドライン．透析会誌 45（4）：301-356，2012
4) Moe SM et al: Effects of cinacalcet on fracture events in patients receiving hemodialysis: The EVOLVE trial. J Am Soc Nephrol 26（6）: 1466-1475, 2015

24 CKDで利尿薬をどう使う？

結論から先に

- 慢性腎臓病（CKD）において利尿薬を使用する際には臓器保護の観点から，利尿薬の種類別の特性を理解し，用量を選択するのがポイントです．
- CKDにおいてはしばしば利尿薬の抵抗性があり，その病態に有効な利尿薬の使用方法を考えます．
- CKDの病態を把握し，体液量を減らしたいのか増やしたいのかを把握するとともに，水以外の電解質の調節に対して利尿薬をどのように使いたいかを理解する必要があります．
- CKDを併発する心不全や肝硬変などの合併症の病態生理を理解し，合併症に合わせた利尿薬の使用タイミングと種類・用量の選択を行いましょう．

CKDの病態から考える

- CKDは腎臓に関する画像，血液，尿所見に何らかの異常が3ヵ月以上続く状態を言い，これには微量アルブミン尿も含まれます．
- CKDの原因疾患は多様であり，糸球体疾患のほか，高血圧や糖尿病などの生活習慣病，多発性嚢胞腎などの遺伝性腎疾患などが含まれます．
- CKDにより脳卒中や心筋梗塞といった心血管病の増加が多数

報告されています．しかも，微量アルブミン尿のレベルであっても明らかに心血管病のリスクが上昇します．
- 糸球体には大きく分けて皮質表在糸球体と傍髄質糸球体があります．腎血管分枝の根元にある傍髄質糸球体の輸入細動脈は，血圧の影響を強く受け障害されると糸球体内圧が上がり，微量アルブミン尿がでると考えられています．血圧の影響を受ける脳や心血管が傍髄質糸球体の輸入細動脈と機能的相同性があるため，微量アルブミン尿と心血管病に関連があるという説があります[1]．
- また，心不全など下大静脈圧が上がるような体液過剰があると腎静脈圧の上昇とともに腎うっ血が生じます．腎うっ血が生じるとナトリウム利尿障害がみられ，その病態が続くと腎血流の低下とともに，腎障害が生じます．

CKDに対する利尿薬の意義とは？

- CKDにおける利尿薬の意義には電解質補正と体液調節があります．
- 血清電解質に対して，利尿薬は血清Na値のほか，血清K値，血清Ca値，血清Mg値などに影響を及ぼす可能性があります．
- 体液貯留による低酸素に対しては非侵襲的陽圧換気（NPPV）で酸素化ができるため，臓器血流や血管収縮物質の分泌を念頭に臓器保護を考えた体液調節が可能です．
- しかしながら，持続的な腎うっ血は腎障害とNa利尿障害につながるため，腎保護を考えながら，早期の臓器うっ血解除が必要です．

CKDに使用する利尿薬の種類と効果的な使い方は？

- CKDで使用される主な薬剤としてはループ利尿薬，サイアザイド利尿薬，抗アルドステロン薬があります（**図1**）[2]．心不全のあるCKD患者ではバゾプレシンV_2受容体拮抗薬や非降圧量のカルペリチドを使用されることがあります．また，SGLT2

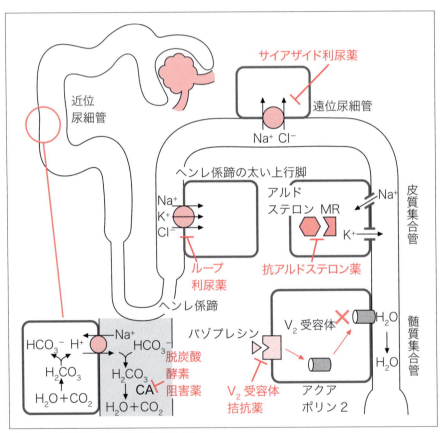

図1 利尿薬の種類と作用部位
利尿薬は種類ごとに異なる尿細管で作用する．CKDではヘンレ係蹄の太い上行脚に作用するループ利尿薬，遠位尿細管で作用するサイアザイド利尿薬，集合管に作用する抗アルドステロン薬が多く使用されている．近年心不全や肝硬変を伴う例にV_2受容体拮抗薬，糖尿病を伴う例にSGLT2阻害薬が使用されるようになった．

阻害薬も利尿効果があり，糖尿病で中程度までの腎機能低下のCKD患者で使用されます．

1 ループ利尿薬

- 強力な利尿作用の観点から欠かせない薬剤ですが，フロセミドのような短時間作用型（5〜6時間）の薬剤では効果がなくなった際に逆に強いリバウンドがあるため，腎機能正常者では降圧を得にくいと言えます．
- 腎機能低下患者では作用時間の延長があり，降圧が得られます．また，腎血流低下やNa，K，Ca，Mgなどの電解質異常に注意が必要です[1]．

2 サイアザイド利尿薬

- 作用時間が長く，主に高血圧症の降圧薬として使用され，腎機能が低下すると単剤では効果が減弱します．しかしながら，CKDステージG4などの腎機能低下例でもフロセミドに併用すると，フロセミド単剤よりも利尿効果が強まるため，使用することがあります．低K血症に注意が必要ですが，Ca保持作用があり，骨粗鬆症のある高血圧患者には推奨されます．

3 抗アルドステロン薬

- K保持作用があり作用時間が長いため降圧作用があります．心臓や腎臓の保護作用も報告されており，KコントロールのつくCKDや原発性アルドステロン症には推奨されます．

4 バゾプレシンV_2受容体拮抗薬

- 心不全や肝硬変での体液貯留に適応になっており，これらがあるCKD患者でも使用することができます[1]．
- 自由水の排泄により，Naなどの小分子による晶質浸透圧による血管内への水の移動が期待できるため，血管内脱水をきたしにくく，腎血流が低下しにくいと言えます．これによりループ利尿薬などを減量できる可能性があります．

- また，フロセミドにみられるようなレニン，カテコールアミン，バゾプレシンの賦活が少なく，Na 以外の電解質異常が起こりにくいです．しかし，口渇感が低下した患者さんや飲水制限のある患者さんでは強い水利尿を呈すると急激な血清 Na 値の上昇がみられる可能性があり，注意が必要です．

尿細管糸球体フィードバックとレニン・アンジオテンシン（RA）系

- 腎糸球体濾過を調節する重要な機構である尿細管糸球体フィードバックは，傍糸球体装置の緻密斑に届く NaCl 量が減ると輸入細動脈の拡張とともに糸球体濾過が増加します．ループ利尿薬では緻密斑の $Na^+/K^+/2Cl^-$ 共輸送体（NKCC2）も抑制するため，糸球体濾過は増加しますが，作用が切れると NaCl が流れ込み，糸球体濾過が減少します．
- ループ利尿薬，サイアザイド利尿薬は NaCl を積極的に排泄することから，緻密斑に到達する NaCl が減り，レニン分泌とともに RA 系を賦活します．とくにアンジオテンシン II やアルドステロンは体液貯留や高血圧，臓器障害につながることから，これらの薬剤を使用する際には RA 系阻害薬や抗アルドステロン薬との併用が推奨されます．
- 一方，RA 系阻害薬とループ利尿薬やサイアザイド利尿薬を併用した場合，NaCl の摂取不足や発汗，下痢などの排泄増加の際には急激な血圧により腎血流が低下し，急性腎障害（AKI）を引き起こすことがあるので，注意が必要です．
- ループ利尿薬やサイアザイド利尿薬による低 K 血症をスピロノラクトンで緩和できる可能性があり，併用が効果的なことがあります．

- 尿細管では利尿薬作用部位の下流が活性化されるため，下流に作用する利尿薬を併用することにより利尿効果を増強することができます．

CKDにおける利尿薬抵抗性とは？

- ループ利尿薬やサイアザイド利尿薬は血液のなかでは蛋白と結合し，腎臓の尿細管周囲の毛細血管に運ばれると有機アニオントランスポーター（OAT）から尿管腔内に取り込まれます．この際に蛋白がはずされ，フリーとなって作用部位に到達し，利尿効果を発揮する．このため，腎血流の低下や低蛋白血症，蛋白尿，尿細管障害，アシドーシスなどの病態では利尿薬抵抗性となり，効果が減弱します．
- 抗アルドステロン薬とV_2受容体拮抗薬は血管側より作用するため，腎血流の低下や尿細管障害では効果が減弱し得るものの，低蛋白血症，蛋白尿，アシドーシスなどでは効果が比較的保たれます．
- 高用量のフロセミドを用いると腎臓の浸透圧勾配により水の再吸収が共有するメカニズムのため，V_2受容体拮抗薬の効果は減弱します．

利尿薬を具体的にどう使うか？

- 水が過剰なのか，Naが過剰なのか，またどの臓器や部位に体液貯留があるのか，電解質異常はないかなどを病歴や検査所見などから推測し，適切な利尿薬を選択するのがポイントです．
- 体液貯留の評価としては，身体所見による浮腫の有無（体重の増加や脛骨前面の圧痕など），脱水の有無［ツルゴールの低下や毛細血管再充満時間（capillary refiling time）の延長など］，

- 胸部X線検査による心陰影の拡大，血管影の増強，胸水の有無のほか，超音波検査やCTによる下大静脈や腎静脈径，生体インピーダンス法による体組成装置による評価が有用です．また，BUN/Cr比や尿酸値，BNPの測定も体液量評価に有用です．
- 利尿薬使用後は体重，尿量，血圧，飲水量および電解質，BNPなどの変動をモニタリングします．尿浸透圧の低下は効果判定に有用ですが，簡便に尿比重でも代用できます．採血検査の間隔は利尿薬の添付文書に記載されているものもありますが，一般に尿量が変動したときに電解質が動きやすいと言えます．

この臨床試験に注目

- 海外で行われた心不全に対してフロセミドやプラセボ，トルバプタンを投与した臨床研究において，フロセミドでは腎血流が減少し，トルバプタンでは維持されていたことが報告されました[3]．
- トルバプタンは利尿作用があり，心不全を伴った末期腎不全の腹膜透析患者では残腎機能と心機能が保たれていたという報告もあります[4,5]．

TAKE HOME MESSAGE

- CKDに対し利尿薬を使用する際には，全身臓器の保護をめざした体液調節を行いましょう．
- どの部位や臓器の体液を調節すべきかを考えて，利尿薬を使用しましょう．

文　献
1) Ito S et al: Strain vessel hypothesis: a viewpoint for linkage of albuminuria and cerebro-cardiovascular risk. Hypertens Res **32** (2): 115-21, 2009
2) Mori T et al: Diuretic usage for protection against end-organ damage in liver cirrhosis and heart failure. Hepatol Res **47** (1): 11-22, 2017
3) Costello-Boerrigter LC et al: Vasopressin-2-receptor antagonism augments water excretion without changes in renal hemodynamics or sodium and potassium excretion in human heart failure. Am J Physiol Renal Physiol **290** (2): F273-8, 2006
4) Mori T et al: Beneficial role of tolvaptan in the control of body fluids without reductions in residual renal function in patients undergoing peritoneal dialysis. Adv Perit Dial **29**: 33-7, 2013
5) Mori T et al: Role of chronic use of tolvaptan in patients with heart failure undergoing peritoneal dialysis. Adv Perit Dial **32**: 39-45, 2016

25 CKDで使う経口糖尿病治療薬

結論から先に

- 糖尿病治療において低血糖発生を抑制することは非常に重要です．
- 経口糖尿病治療薬に関して，何を優先に処方するかの明確な指標はありません．ただし処方してはいけない薬（長時間作用型SU薬など）は確実に存在します．
- SU薬のなかではグリクラジドを優先して用いるべきです．
- すべての薬は少量の「毒」であるという鉄則を忘れてはなりません．

CKDと糖尿病

- 糖尿病性腎症は新規透析導入症例の40％強を占めます．このほかにも糖尿病を合併し，ほかの腎疾患を原因とする腎不全症例もかなりの数にのぼると考えられ，CKD合併症例に対する血糖管理は重要な問題です．
- CKDステージ進行，腎機能低下により血糖降下薬は使用できないものが多くなります．
- もともと腎疾患があるところに糖尿病を発症した糖尿病罹患歴の短い患者さんと，長期にわたり高血糖に曝露されている進行糖尿病性腎症の患者さんとでは，合併する心血管病や神経障害の有無など，CKDステージは同様でも血糖管理戦略は当然異なります．

- さらに，同じCKDステージであっても若年者に比べて高齢者ではほかの臓器障害も合併していることから，血糖管理基準は緩和しなければなりません．

CKD合併症例の糖尿病血糖管理はどうするか？
1 低血糖の存在を常に疑おう
- CKD合併症例に限ったことではなく，すべての糖尿病症例に共通する重要事項です．
- コホート試験では死亡率がもっとも低かったのはHbA1cにして7.0〜7.5％程度であり，同様の傾向は高齢者やCKD合併症例にも認められています（図1）[1,2]．
- CKD合併症例に対しての血糖管理に際しては，まず低血糖リ

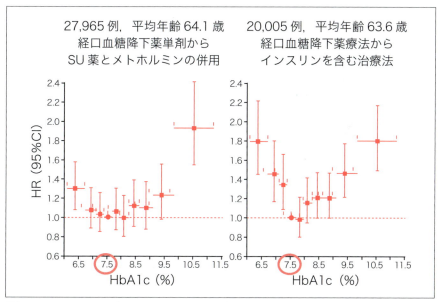

図1　HbA1cと全死因による死亡率との関係
HbA1c値に対して死亡率はJカーブもしくはVカーブを示している．

［文献1より引用］

スクの低い薬剤（メトホルミン，DPP-4阻害薬，GLP-1作動薬，SGLT2阻害薬，チアゾリジン誘導体など）を組み合わせて行い，インスリンやインスリン分泌促進系薬剤の使用にあたっては低血糖の存在を常に念頭に置きながら行わなければなりません．

- **インスリンやSU薬，グリニドを用いている状態でHbA1cが「正常」ということは，隠れた低血糖の存在が強く（強く！）**疑われます．治療の見直しが必要です．
- 腎機能が低下してきている症例ではたとえ腎代謝に依存する薬剤を用いていなくても，インスリンの代謝自体が遅延することも認識するべきです．
- SU薬に関連する重症低血糖は年齢70歳以上，eGFR＜60 mL/分/1.73 m^{2}の症例に頻発しているとの報告があります．

2 SU薬は，グリクラジド（グリミクロン®）を用いよう

- グリクラジドとグリベンクラミド，グリメピリドは大きく異なります．
- とくにグリベンクラミド（ダオニール®，オイグルコン®）は，またグリメピリド（アマリール®）も血糖降下作用を有する腎排泄性の化学物質に代謝されます．
- グリクラジドの代謝産物は血糖降下作用を有していません．
- グリベンクラミド，グリメピリドに関してはスルホニルウレア受容体(SUR)の2点に強固に結合するのに対し（**図2**），グリクラジドは1点のみで結合するため，結合が弱いのが特徴です．
- 上記3剤は差別化されることなく論じられることが多いですが，腎機能低下症例・腎機能低下リスクの高い症例では，SU薬をどうしても用いなければならない場合，少量のグリクラジドを用いるべきです．

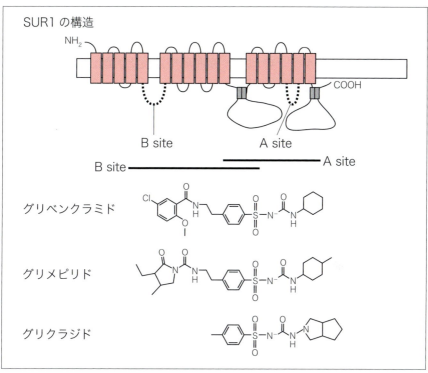

図2　SU薬のSU受容体に対する結合様式
グリベンクラミドとグリメピリドの両薬剤はA, Bの両部位に結合するのに対し，グリクラジドはAにのみ結合する．

メトホルミンにも常に注意すべきだけれども…

- メトホルミンは未変化体のまま腎臓から排泄されます．ただし，その排泄速度はGFR物質イヌリンの5倍程度のスピードであり，糸球体濾過のみならず，その4倍のスピードで尿細管分泌により代謝されると考えられます[3]．
- 腎機能低下は直接メトホルミンの血中濃度上昇に寄与します．
- メトホルミンの副作用としてもっとも有名なのは乳酸アシドーシスですが，大規模データベース解析の結果からは，メトホル

ミンが乳酸アシドーシスを誘発するという根拠はまったく得ることができません.
- またメトホルミンの血中・赤血球中濃度と乳酸値に相関があるという明確な根拠も存在しません[3].
- もちろん未変化体のまま腎臓から排泄されるメトホルミンの使用にあたっては, 腎機能に常に注意を配りながら診療を行うのが大原則です.

糖尿病性腎症症例の血糖管理を考えるうえで

- 糖尿病性腎症に対する血糖管理を考える際には, ①腎症1期(正常アルブミン, eGFR≧30 mL/分/1.73 m^2), ②2期および3期(微量アルブミン尿～顕性アルブミン尿, eGFR≧30 mL/分/1.73 m^2), ③4期以降（eGFR＜30 mL/分/1.73 m^2）はそれぞれ別に考える必要があります.
- 厳格血糖管理は, 微量アルブミン尿の発症および微量アルブミン尿から顕性アルブミン尿への進行を抑制することが明らかとなっています. しかし, 厳格血糖管理がクレアチニンの倍化, 末期腎不全への進行, 腎死を抑制したという根拠は残念ながら得られていません.
- ADVANCE 研究（グリクラジドを優先して処方：低血糖発現頻度が低かった試験として有名）のみ厳格血糖管理は末期腎不全への進行を抑制しました.
- 膵臓移植の実施による血糖管理の完全な正常化は, 結節性病変を有する顕性アルブミン尿症例の病理組織を移植実施後10年かけて正常化させていますので, 血糖管理が腎症の治療に重要であることに疑いはありません[4].
- いままでの臨床試験が実施された時代には, 現在用いることが

可能なインクレチン関連薬や優れた時効型インスリン，超速攻型インスリンが用いることができず，低血糖なしに厳格な血糖管理が不可能であった可能性もあります．

DPP-4阻害薬とSGLT2阻害薬，どちらを優先すべきか？

- CKD合併症例に対して優先すべき経口糖尿病薬，それは答えのない質問です．
- DPP-4阻害薬は確かに腎機能を気にせず用いることができる，用量調節をして使いやすいなどのメリットはあります．ただし，本当に長期的に用いて安全なのか？　低血糖発現が少ないにもかかわらず，また，血糖変動も理論上抑制できているにもかかわらず，なぜ大規模臨床試験で血管合併症抑制効果が認められていないのか？　不明な点も多い薬剤です．
- SGLT2阻害薬は腎合併症を有する糖尿病症例に予後改善効果・腎保護効果ともに有効性が認められている薬剤であり理論上は腎機能低下症例でも腎保護効果を発揮できるはずですが，まだまだ知見の集積が必要です．

TAKE HOME MESSAGE

- 血糖降下薬の種類や量を考慮するうえで eGFR はもっとも重要となりますが，常に年齢も同時に考えなければなりません．
- 糖尿病罹患歴などによって低血糖発症リスクも異なり，血糖管理基準も使える薬剤も異なってきます．
- もっとも重要なのは，個々の症例の状態に応じた治療の見直しを続けることであり，ステレオタイプの診療であってはなりません．
- 使うべきでない薬剤は確実に存在します！！

文　献

1) Currie CJ et al: Survival as a function of HbA(1c) in people with type 2 diabetes: a retrospective cohort study. Lancet **375**（9713）: 481-489, 2010
2) Laubscher T et al: Diabetes in the frail elderly: individualization of glycemic management. Can Fam Physician **58**: 543-546, 2012
3) Lalau JD et al: Metformin treatment in patients with type 2 diabetes and chronic kidney disease stages 3A, 3B, or 4. Diabetes Care **41**: 547-553, 2018
4) Fioretto P et al: Reversal of lesions of diabetic nephropathy after pancreas transplantation. N Engl J Med **339**: 69-75, 1998

26 治療して得する高尿酸血症は？

結論から先に

- 高尿酸血症は，痛風の原因だけではなく，動脈硬化，インスリン抵抗性，肥満，高血圧，糖尿病，メタボリックシンドローム，心血管病（CVD）および慢性腎臓病（CKD）のリスクです．
- 尿酸は，腎機能の低下を反映する単なるマーカーではなく，CKD発症と末期腎不全（ESRD）のリスクです．
- CKDの進行抑制のためには，高尿酸血症による尿酸結晶の析出を抑えるだけでなく，尿酸によって起こる酸化ストレスと炎症を抑制する目的で，血清尿酸値 6.0 mg/dL 未満を目標にキサンチンオキシダーゼ（XO）阻害薬による治療を行いましょう．

なぜ考え方が変わったか？

- 尿酸について，URAT1などの尿酸トランスポーターやキサンチン酸化還元酵素（XOR）に関する研究の進展があり，新しい知見も増えました．
- 尿酸結晶を貪食したマクロファージでは，インフラマソームが活性化され，IL-1βが産生されることなどで尿細管間質の線維化を促進します（図1）．尿酸結晶はまた，細胞膜TLRを介してNF-$\kappa\beta$を活性化し，TNF-αを産生することでも炎症を起こします．
- 尿酸結晶とは別に，細胞内に取り込まれた尿酸が，活性酸素種（ROS）の産生を増やし，腎障害を増悪させる機序が注目されて

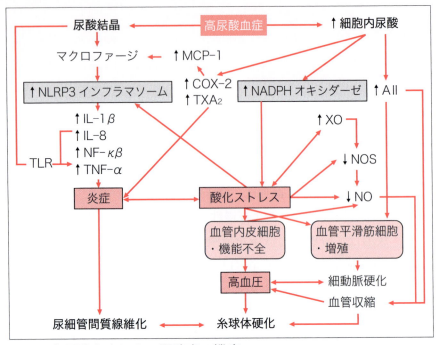

図1 高尿酸血症による腎障害の機序

います(**図1**). また，細胞内の尿酸はアンジオテンシンⅡ（AⅡ）を増やし，ROSで一酸化窒素（NO）が減少することも相まって，血管収縮と血管内皮機能不全による腎障害が起こります．
- 酸化ストレスと炎症は，XOを活性化し，さらに尿酸とROSを増加させます．虚血に陥った細胞では，乳酸が増加することで有機酸トランスポーターを介する尿酸の取り込みが増加し，さらに細胞内尿酸が増加するという悪循環に陥ります．

この臨床試験がブレークスルー

- 高尿酸血症とCKD進行との関連について，CKDステージG3〜4の患者さんを5年間観察したコホート研究で，時間平均値

を用いた傾向スコア分析を行った結果，高尿酸血症がCKD進行とESRDに関して有意に高いハザード比（HR）をもつことが示されました[1]．具体的には，尿酸6.0 mg/dL以上でHR 4.53（1.8～11.4）と高く，治療必要数（NNT）は5年間で8.7（5.3～25.0）でした．高尿酸血症がCKD進行のリスクであり，治療介入が必要であることを示しています．

- CKDに対してXO阻害薬を治療介入に用いたランダム化比較試験（RCT）を解析したメタアナリシスがあります[2]．治療群は対照群と比較して，アルブミン尿，蛋白尿に関しては有意な改善を認めませんでした．しかし，ESRDの相対リスクは0.42（0.22～0.80）と有意に低下していました．また，フォローアップ期間が3ヵ月以上のRCTによるサブ解析では，治療群と対照群との間のeGFRの差は，6.82（3.50～10.15）mL/分/1.73 m^{2}と有意でした．

尿酸をどの程度までコントロールすべきか？

- 血管内皮障害，高血圧，心血管イベントおよびCKDとの関連については，多くの研究結果から尿酸5.5～6.0 mg/dL以上がリスクと考えられます．
- 時間平均尿酸値を用いたCKDコホート研究の結果[2]および治療介入の利益から判断して，尿酸の管理目標は，6.0 mg/dL未満にすべきと考えます．一方で，尿酸をどこまで下げて良いのかという下限については定まっていません．

尿酸か？　XOか？

- 血管内皮細胞，脂肪細胞および心筋細胞などにおけるXOの活性化が，動脈硬化，高血圧，糖尿病およびCVDに直接関連す

るとされ，XO 阻害薬の介入による効果が研究されています．
- 心血管イベントの発症に関する最新のメタアナリシスでは，300 mg/日以下のアロプリノール介入群において，有意に抑制効果が認められると報告されました[3]．血液透析患者における最新のメタアナリシスでは，血清尿酸値によらず，XO 阻害薬による治療介入が死亡率を低下させると報告されています[4]．

具体的にどうするか？

1 **アロプリノール**（1 日 200〜300 mg，2〜3 回分服）（30 ≦ CCr < 60：1 日 1 回 100 mg）（CCr < 30：1 日 1 回 50 mg）
- プリン骨格をもつヒポキサンチン類似体であり，それ自体が基質として XO に酸化されて活性体のオキシプリノールとなり，XO の活性中心に結合して反応阻害を起こします．
- XO に対する基質特異性が低く，ほかのプリン代謝酵素の阻害によると考えられる重篤な副作用が報告されており，有効性の点からも 300 mg/日以下での使用が推奨されます[3]．
- 通常の解離半減期は約 5 時間と短いことから，正常腎機能では 1 日 2〜3 回投与のほうが有効と考えられますが，eGFR に応じた投与間隔と用量調整が必要です．

2 **フェブキソスタット**（1 日 1 回 10〜80 mg），**トピロキソスタット**（1 回 20〜80 mg，1 日 2 回）
- フェブキソスタットとトピロキソスタットは，新規 XO 阻害薬であり，XO 活性を特異的に抑制します．アロプリノールと異なり，それ自体に抗酸化作用はありません．両薬とも肝臓でグルクロン酸抱合を受けて糞便中に排泄され，尿中未変化体は，それぞれ 1〜3％，0.1％未満であり，腎機能が低下した CKD でも安全に使用できます．

- フェブキソスタットは，XO を構造的に阻害し，その作用が強力に持続するため，1日1回での投与が可能です．
- トピロキソスタットは，反応阻害と構造阻害によるハイブリッド型で作用が強力であり，解離半減期は約20時間と長いですが，臨床試験プロトコルと保険収載は1日2回の投与となっています．尿酸の日内変動の抑制と，夜間の酸化ストレス抑制に有利とされます．

Take Home Message

- 尿酸なのか，XO なのか，尿酸をどこまで下げて良いのかについては，今後 XO 活性と血清尿酸値および細胞内尿酸との関連を明らかにし，新規 XO 阻害薬による大規模介入試験の集積を待つ必要があります．

文献

1) Uchida S et al: Targeting uric acid and the inhibition of progression to end-stage renal disease-A propensity score analysis. PLoS One **10**: e0145506, 2015
2) Pisano A et al: Xanthine oxidase inhibitors for improving renal function in chronic kidney disease patients: An updated systematic review and meta-analysis. Int J Mol Sci **18**: 2283, 2017
3) Bredemeier M et al: Xanthine oxidase inhibitors for prevention of cardiovascular events: A systematic review and meta-analysis of randomized controlled trials. BMC Cardiovascular Disorders **18**: 24, 2018
4) Ishii T et al: Evaluaion of the effectiveness of xanthine oxidoreductase inhibitors on haemodialysis patients using a marginal structural model. Scientific Reports **7**: 14004, 2017

27 CKD患者の便秘はどう対応する？

結論から先に

- CKDでは腸内細菌叢の変化により尿毒症物質の産生が亢進することで，腎機能低下や全身の動脈硬化が進行する悪循環が懸念されるので，便秘の積極的治療が必要です．
- 日本では，下剤として酸化マグネシウム（Mg）製剤が多用されていますが，CKD症例では高Mg血症の懸念があるため，頻用はさけたほうが良いです．
- 刺激性下剤（アントラキノン系）も連用による障害が懸念され，頓用にとどめるべきです．
- 糖類下剤（ラクツロース，ソルビトール）や，ルビプロストンなど新規薬剤は腸内細菌叢改善効果もあり，望ましい処方と言えます．

便秘は命に関係ないから放置していいの？

- CKD患者は，

① 野菜などの食物繊維摂取の制限
② 併存する糖尿病性神経障害による腸管機能の低下
③ 腸管の動脈硬化による虚血
④ 高カリウム（K）血症治療薬（陽イオン交換樹脂）やリン吸着薬など硬便を形成しやすい薬剤の影響
⑤ 腸管運動を低下させるほかの薬剤の併用

- などで，想像以上に便秘で苦しんでいます．透析症例ではさらに重大な問題です[1]．
- CKD では腸内細菌叢が劣化して，腸管で産生される尿毒物質が増加し，いっそう腎機能が低下したり（腸腎連関），全身の動脈硬化が促進されたりする悪循環がうまれます．適切な介入（**表1**）が不可欠です[2]．

Mg 製剤による便秘治療は日本だけ

- Mg 製剤は安価で調節性も優れますが，欧米では Mg 補給薬として扱われ，下剤としては推奨されていません．
- また，高齢の CKD 症例に連用すると高 Mg 血症をきたし，死亡例も報告されて社会問題になりました．一般診療で Mg の血中濃度はいつも測定されているとは言えず，**CKD 症例での Mg 製剤は使用を控えるべき**でしょう[1]．
- **Mg 製剤はプロトンポンプ阻害薬（PPI）と併用すると効果が減弱する**ことを知っておきましょう．

スッキリする下剤は危険？

- センノシド（プルゼニド®，アローゼン®）は，大黄の主成分であるアントラキノンを含んだ刺激性下剤で，連用により大腸粘膜の神経叢を破壊するため効果が減弱し，粘膜障害により（偽）メラノーシスを引き起こします．センノシド4錠以上の連用は異常です．患者さんからリクエストがあっても，あくまで頓用として用いるべきです[3]．
- 腹筋が弱く蠕動運動も低下した高齢者に対して，腸管運動刺激作用はあるものの神経障害をきたしにくいピコスルファート（ラキソベロン®）やカサンスラノール配合剤（ビーマス®）の

表1　慢性便秘症の保存的治療

1. 生活習慣の改善（食事・運動・睡眠）	
2. 内服薬による治療	
1) プロバイオティクス	ビオスリー®, ミヤBM®, ビオフェルミン® など
2) 膨張性下剤	カルボキシメチルセルロース（バルコーゼ®）, アルギン酸ナトリウム*（アルロイドG®）, 寒天（食品）, ポリカルボフィルカルシウム*（コロネル®）
3) 浸透圧下剤	
a. 塩類下剤	酸化マグネシウム（マグラックス®）
b. 糖類下剤	ラクツロース*（モニラック®）, ソルビトール*
c. 浸潤性下剤	DSS（ビーマス®配合錠はカサンスラノール配合）
4) 刺激性下剤	
a. アントラキノン	センノシド（プルゼニド®）, センナ（アローゼン®）, アロエ
b. ジフェノール	ピコスルファートナトリウム（ラキソベロン®）
5) 上皮機能変容薬	ルビプロストン（アミティーザ®）, リナクロチド（リンゼス®）, エロビキシバット（グーフィス®）
6) 消化管運動賦活薬	モサプリド*（ガスモチン®）
7) 漢方	大黄甘草湯, 麻子仁丸, 潤腸湯, 大建中湯* など
3. バイオフィードバック	
4. 外用薬による治療	
1) 坐剤	炭酸水素ナトリウム（レシカルボン®）, ビサコジル（テレミンソフト®）
2) 浣腸	グリセリン
5. 摘便	
6. 逆行性洗腸	

*「便秘症」で保険請求の難しいと思われるもの（保険者により異なります）.
DSS：ジオクチルソジウムスルホサクシネート

［文献3を基に作成］

　　使用は，許容されます[4]．
● 漢方の下剤も多くは大黄（アントラキノン）を含んでおり（大黄の多い順に，大黄甘草湯≒麻子仁丸＞桃核承気湯≒通導散＞

潤腸湯≒大黄牡丹皮湯＞防風通聖散＞乙字湯），基本は大腸刺激性下剤として扱うべきです．妊婦には使用できません．大建中湯だけは，大黄を含まない温和な作用です．

便秘に適応のない便秘薬とは？

1 ポリエチレングリコールとラクツロース

- 欧米の便秘診療ガイドラインで推奨度が高いのは，ポリエチレングリコール（PEG）と二糖類のラクツロース（Lac）です．安価で安全性が高く，投与量の調節も簡単です[5]．
- とくに，硬便を形成する高K血症治療薬［ポリスチレンスルホン酸カルシウム（カリメート®），ポリスチレンスルホン酸ナトリウム（ケイキサレート®）］やリン吸着薬による便秘には，ベストな処方のはずです．PEGの国内での保険適用は，内視鏡検査の前処置，Lacは高アンモニア血症および妊婦・小児の便秘です．単糖類のソルビトール(Sor)も優れた便秘薬ですが，保険適用はバリウムなど造影剤投与後の排泄促進です．国際標準とのギャップが存在します．
- 高K血症の治療として，かつてはイオン交換樹脂とSorの注腸が行われました．虚弱な患者の菲薄化した腸管に高浸透圧のSorを直接注入したため，腸管穿孔をきたして死者も出ました．現在,注腸は禁忌となっています．経口投与は問題ありません．
- 糖類下剤は消化管で吸収されず，糞便を軟らかくしますが，腸内細菌のエサとして分解されて善玉菌を増やし（プレバイオティクス作用），乳酸などの短鎖脂肪酸を発生し，腸管免疫や全身の炎症性疾患にも良い影響を与える可能性があります[2]．もともとLacは高アンモニア血症（肝性脳症）の治療に使われていたわけですから．

- **Lac 10 mL もしくは Sor 7 mL を 1 日 2 ～ 3 回から調節して開始する**のは，とても妥当な処方でしょう．
- PEG は 2018 年 11 月に便秘治療にも保険適用されました．Lac, Sor なども，きちんと便秘症に保険適用がなされるべきと考えます．

2 善玉菌製剤

- 善玉菌製剤（プロバイオティクス）は，腸内環境の改善に有利でしょう．筆者は，乳酸菌にくわえて芽胞を形成する酪酸菌と糖化菌が配合され，共生作用により生菌の増殖が 10 倍以上に改善した製剤（**ビオスリー®**）を処方するのが好みです．善玉菌がつくる短鎖脂肪酸（乳酸・酢酸・酪酸など）は，腸管の免疫細胞を調整して全身の炎症性疾患にも良い影響があるでしょう．
- 生菌製剤の保険適用は「腸内細菌叢の異常による諸症状」です．「慢性腸炎」「便秘症」「過敏性腸症候群」などの病名をつけます．ビオスリーと同様に**ミヤ BM®（有芽胞酪酸菌）**は抗生剤投与時にも使えますから，抗生剤の有無にかかわらず保険適用を気にせず使えます．

ほじくるか，つっこむか？

- 1 週間以上排便のなかった便秘のときは，糞便はカチカチになって「栓」をしたようになっており，そこに下剤を投与すると腸管の内圧が高まって危険なことがあります．そのようなときは，まず肛門から摘便して便を取り除くのが良いでしょう[4]．頻回に要求する症例もあります．
- ビサコジル（テレミン®），炭酸水素ナトリウム配合薬（新レシカルボン®）などの坐薬やグリセリン浣腸は即効性があり，

また内服薬と違って期待した時間に排便を誘導できる利点がありますが，日本ではかなり連用され，患者さんが依存する傾向があります．温水シャワートイレによる肛門刺激でも，十分有用ではないでしょうか．

30年ぶりの真打ち登場！

- **上皮機能変容薬**という，新しい下剤が誕生しました．**ルビプロストン（アミティーザ®）** は，小腸のClチャネルを活性化して糞便の水分量を増加させます．劣化した腸内細菌叢を変化させ，結腸内で産生される尿毒物質産生を抑制し，腎機能改善の可能性さえ期待されています（腸腎連関の改善）[2]．
- 投与初期に嘔気がでることがあり，はじめは1カプセルを夕食後だけ内服，ドンペリドン（ナウゼリン®）と併用などの工夫で上手に使えます．妊婦には禁忌です．
- cGMP増加作用のある**リナクロチド（リンゼス®）** も腸管内水分量を増加させます．消化管知覚過敏の改善効果があり，痛みを伴う便秘に良い薬だと思います．適応症は，便秘型過敏性腸症候群と慢性便秘症（器質的疾患による便秘を除く）です（2019年3月現在）．
- 2018年に発売された胆汁酸トランスポーター阻害薬の**エロビキシバット（グーフィス®）** は，回腸末端で胆汁酸の再吸収を阻害して糞便の水分量を増加させるとともに大腸の蠕動運動を促進します．CKD症例にも投与できると考えられ，弱いながらLDLコレステロール低下作用もある，慢性便秘に適応症のある新薬です．
- 以上のように，ガラパゴス化していた日本の便秘治療薬は，このところ一気に変化してきているようです．

Column   Mg は毒なのか？

- これまでみてきたように，CKD 症例への Mg 製剤は投与しないように強く推奨されています．
- その一方で，Mg は骨形成に必要であるとともに血圧改善や不整脈予防，心血管イベント抑制効果などが知られています．
- 腎機能の廃絶した透析症例においてさえ，低 Mg は生命予後の悪化と関連しており，適切な Mg の維持は大切です．Mg を含め電解質を上手に管理することが内科医の極意の1つだと思います．

TAKE HOME MESSAGE

- CKD 症例の便秘では，Mg 製剤は控えるとともに，センノシド（アントラキノン系下剤）は頓用にとどめるべきです．
- 腸内細菌叢を改善できるルビプロストンや糖類下剤で，安全に治してあげましょう．

文　献
1) 平田純生ほか（編）：透析患者への投薬ガイドブック　慢性腎臓病（CKD）の薬物治療，第3版，じほう，東京，2017
2) 阿部高明：慢性腎臓病と microbiota．腸内細菌学雑誌 **32**：15-23，2018
3) 日本消化器病学会関連研究会 慢性便秘の診断・治療研究会（編）：慢性便秘症診療ガイドライン 2017，南江堂，東京，2017
4) 日本老年医学会（編）：高齢者の安全な薬物療法ガイドライン 2015，メジカルビュー，東京，p101-106，2015
5) Ford AC et al: American college of gastroenterology monograph on the management of irritable bowel syndrome and chronic idiopathic constipation. Am J Gastroenterol **109**: S2-26, 2014

28 CKD患者の抗凝固療法

結論から先に

- eGFR≧30 mL/分/1.73 m^{2}では非CKD患者と同様のマネージメントで良いと思います．DOACsを使用することも可能です（用量調整が必要な場合あり）．
- eGFR＜30 mL/分/1.73 m^{2}の高度腎機能障害では画一的な答えはなく，症例ごとにリスクベネフィットを慎重に判断すべきです．出血リスクについてはすべてが固定したものではなく，介入によりリスクを軽減できる場合があることを意識すべきです．
- 高度腎機能障害患者に抗凝固療法を行う際は原則ワルファリンを用います．

CKD患者に心房細動があったら

- 抗凝固療法は心房細動（AF）患者の心原性塞栓症予防の目的で処方されることがもっとも多いため，ここではAFに対する抗凝固療法を中心に述べます．
- CKD患者はAFの有病率，罹患率ともに高いことが知られています．これらは腎機能と負の相関関係があり，とくに透析患者では高率に合併します[1]．その理由として，CKD患者とは高齢者が多い集団であり，AFの背景疾患となりうる心臓弁膜症，冠動脈疾患といった器質的心疾患の併存が多いこと，交感神経が亢進していることなどが考えられます．AFは生命予後やQOLに影響を与える疾患であることから，CKD診療に携

わる際に無視して通ることはできません．

- AFの治療は，①洞調律維持や洞調律への復帰を目指す治療（カテーテルアブレーション，抗不整脈薬など），②心拍数の管理，③抗凝固療法が三本柱です．本稿では抗凝固療法以外を詳しく取り上げませんが，CKD患者ではカテーテルアブレーションの成功率が低く，成功しても，その後の再発率が高いとされています．また抗不整脈薬を用いる際には腎機能に応じて，慎重投与，禁忌が存在するため注意を要します．
- 心拍数の管理は非ジヒドロピリジン系Ca拮抗薬，β遮断薬を用います．ジギタリスは安全域が狭く，よほどの熟練者でなければ，CKD患者には使用しないほうが良いでしょう．

ワルファリンからDOACsへ

- 2010年代以降になって，トロンビン阻害薬や凝固因子第Xa因子阻害薬などの新たな作用機序をもつ経口抗凝固薬（novel oral anticoagulants）が使用可能になりました．次第に「novel」な存在ではなくなってきたため，作用機序から着想を得て，現在はnon vitamin K oral anticoagulants，またはdirect oral anticoagulants（以下DOACs）と呼ばれています．
- 大雑把にいうとDOACsはワルファリンと同等の塞栓予防効果があり，ワルファリンに比べて安全性に優れています．
- 塞栓リスクが比較的低い場合，ワルファリンしか選択できなかった時代には塞栓予防のベネフィットが出血などのリスクに及ばないため，ワルファリンの処方を躊躇していましたが，DOACsであれば出血性合併症のリスクが低下し，相対的にベネフィットが勝る可能性があるため，より塞栓リスクが低い患者さんにも抗凝固療法の適応が拡大する傾向となっています．

- CKD における留意事項として，ワルファリンは異所性（とくに血管）石灰化を進展させることが懸念されており，カルシフィラキシスのリスク因子とされています．
- また DOACs は腎臓で代謝を受けるため，透析を含む高度腎機能障害では禁忌となっています．中等度腎機能障害までは減量し，用いることが可能です（**表1**）．なお，海外では一部の第

表1 経口抗凝固薬の種類と特徴

	ワルファリン	ダビガトラン	リバーロキサバン	エドキサバン	アピキサバン
作用機序	ビタミンK拮抗	トロンビン阻害	第Xa因子阻害	第Xa因子阻害	第Xa因子阻害
腎機能正常用量	PT-INRにより調節	150 mg×2回	15 mg×1回	60 mg×1回（体重60 kg以下では30 mg×1回）	5 mg×2回 下記のいずれか2つ以上に該当する場合 2.5 mg×2回に減量 ・S-Cr>1.5 ・体重≦60 kg ・80歳以上
CKDでの留意事項		CCr 30〜50は110 mg×2回へ減量	CCr 15〜49は10 mg×1回へ減量（CCr15〜29は慎重投与）	CCr 15〜50は30 mg×1回へ減量（CCr15〜30は慎重投与）	CCr 15〜50は慎重投与
末期腎不全での使用可否	使用可	CCr<30は禁忌	CCr<15は禁忌	CCr<15は禁忌	CCr<15は禁忌
備考	機械弁置換後，僧帽弁狭窄症合併症などNVAF以外にも使用可能	VTEには保険適用なし中和薬が存在する	VTEでは用法用量が異なる FDAはHD患者への使用を認可している	下肢整形外科手術の場合は用量が異なる	VTEでは用法用量が異なる FDAはHD患者への使用を認可している

NVAF：非弁膜症性心房細動 non valvular atrial fibrillation，CCr：クレアチニンクリアランス（単位：mL/分），VTE：静脈血栓塞栓症 venous thromboembolism，HD：血液透析 hemodialysis，S-Cr：血清クレアチニン（単位：mg/dL）

Xa因子阻害薬を血液透析患者に投与することが可能であり，将来的には日本でも認可される可能性があります．

抗凝固療法の適応は総合的に判断する

- AF患者に対する抗凝固療法の適応はCHA$_2$DS$_2$-VAS$_C$スコア，HAS-BLEDスコア（**表2**）といったツールを参考にしながら客観的にリスクを評価したうえで，総合的に判断されることが一般的です．
- CKD患者を対象とした研究の大半において腎臓病の評価はeGFRのみで行われています．腎臓病原疾患や蛋白尿の程度も予後に関わる重要な要因と思われますが，データ収集の困難さ故なのか，ほとんど検証されていません．実際の症例では，それらも加味して判断すべきと考えます．

1 eGFR 30〜60 mL/分/1.73 m^2 の患者

- 非腎臓病と同様のマネージメントで良いと考えられます．DOACsはワルファリンと比較して少なくとも同等の効果，安全性があります[1,2]．
- CHA$_2$DS$_2$-VAS$_C$スコアには腎機能の項目がありませんが，CKDが重症化するにつれ塞栓症のリスクが増加すると報告されています[3]．また抗凝固療法を行った際の出血リスクはCKDの重症化に伴い上昇するという報告もあります[4]．
- つまりCKDが重症化すると塞栓症のリスクが高まると同時に抗凝固療法を行った場合の出血リスクも上昇すると考えられるため，腎機能正常例よりもより慎重に個々の症例について適応を検討するべきです．

表2　CHA₂DS₂-VASc スコア，HAS-BLED スコア

CHA₂DS₂-VASc スコア	
Congestive heart failure/LV dysfunction	1点
Hypertension	1点
Age　65〜74歳	1点
Age　75歳以上	2点
Diabetes Mellitus	1点
Stroke/TIA	2点
Vascular disease	1点
Sex category*	1点
HAS-BLED スコア	
Hypertension	収縮期血圧＞160 mmHg
Abnormal renal function	血清 Cr 2.26 mg/dL（≒200μmol）以上，維持透析中，腎移植後
Abnormal liver function	慢性肝疾患，ビリルビン＞正常値 2 倍，肝酵素＞正常値 3 倍
Stroke	脳卒中既往
Bleeding	出血既往，出血傾向
Labile INR	不安定な PT-INR
Elderly	65 歳以上
Drug	抗血小板薬または NSAIDs 内服中
Alcohol	アルコール多飲，アルコール依存

＊ほかにリスクのない 64 歳以下の女性の場合はカウントしない．

2　eGFR＜30 mL/分/1.73 m² の患者

- 現在の標準的な AF 診療の根拠となっている多くの研究において，高度腎機能障害患者は除外されているため，AF を合併した高度腎機能障害患者に対する抗凝固療法の是非は不明です．
- 抗凝固療法を行う場合は原則ワルファリンになります．ワルファリンが有効だという質の高いエビデンスはなく，使用経験が豊富ということに過ぎません．ワルファリンを新規開始した最初の 30 日間はとくに出血リスクが高いことが報告されてお

り[4]，安定するまでは週1回程度，頻回に PT-INR をモニタリングすべきです．
- なお，添付文書上はワルファリン，DOACs いずれも高度腎機能障害例では禁忌です．しかしワルファリンは実際に多くの症例で用いられており，禁忌という認識はされていないようです．

出血リスクを低下させる努力が重要です

- AF 診療に関する代表的なガイドラインの1つであるヨーロッパ心臓病学会のガイドライン 2016 年版（以下 ESA2016）[5]には，「抗凝固療法の適応を検討する際に，個々のもつ出血リスクをよく吟味し，介入によって出血リスクを下げるよう試みることが重要である」と記載されています．
- $CHA_2DS_2-VAS_C$ スコアと HAS-BLED スコア（**表2**）の項目を見比べてみると，前者に比べ，後者は生活習慣，併用薬，臨床検査値，血圧など介入可能あるいは変動するものが多く含まれています．両者に「血圧」の項目が存在しますが，$CHA_2DS_2-VAS_C$ スコアでは値について言及されていないのに対し，HAS-BLED スコアでは収縮期血圧 > 160 mmHg と具体的な数値で定義されています．これは前者においては既往症・併存症としての「高血圧」を指しているのに対し，後者では現在，血圧が高いかどうかによって加点していると推察されます．降圧を達成すれば出血リスクを下げられる，というメッセージと受け取ることもできるでしょう．
- 冠動脈ステント留置後など抗血小板薬との併用が必要なケースについて，いつまで抗血小板薬を続けるのか，2剤の場合はいつから1剤に減量して良いのか，といったことが ESC2016[5] の 2017 年アップデート版に記載があります．しかし，まだ結論

が出ておらず，今後の課題と言えます．

> **TAKE HOME MESSAGE**
> - AF 患者の抗凝固療法に関する研究は多数ありますが，CKD 患者に限定するとエビデンスは豊富とは言えず，症例ごとの判断が重要です．
> - DOACs の登場により塞栓リスクが低い患者さんにも抗凝固療法の適応が広がっています．ただし，DOACs は腎代謝のため，透析を含む高度腎機能障害では禁忌です．

文　献

1) Kimachi M et al: Direct oral anticoagulants versus warfarin for preventing stroke and systemic embolic events among atrial fibrillation patients with chronic kidney disease．Cochrane Database of Systematic Reviews 2017; 11: CD011373
2) Feldberg J et al: A systematic review of direct oral anticoagulant use in chronic kidney disease and dialysis patients with atrial fibrillation. Nephrol Dial Transplant **34**（2）: 265-277, 2019
3) Go AS et al: Impact of proteinuria and glomerular filtration rate on risk of thromboembolism in atrial fibrillation: the anticoagulation and risk factors in atrial fibrillation（ATRIA）study. Circulation **119**（10）: 1363-9, 2009
4) Jun M et al: The association between kidney function and major bleeding in older adults with atrial fibrillation starting warfarin treatment: population based observational study. BMJ 2015; 350: h246
5) Kirchhof P et al: 2016 ESC Guidelines for the management of atrial fibrillation developed in collaboration with EACTS. Eur Heart J **37**（38）: 2893-2962, 2016

29 経口吸着炭製剤は意味があるか？

結論から先に

- 経口吸着炭製剤の投与による CKD 患者の末期腎不全への進展や死亡の抑制効果はこれまでの大規模臨床試験の結果からは明確ではありません．
- しかし，CKD 患者の末期腎不全への進行を直接的なメカニズムで抑制する薬剤はまだ開発されておらず，腎不全の進行抑制効果に特化した薬剤としては，経口吸着炭製剤しか頼るものがない現状があります．
- 経口吸着炭製剤の投与により CKD 患者の腎機能低下速度が有意に抑制されることを示すデータは多くの臨床研究において報告されており，少しでも腎機能低下を抑えたいケースでは使用を考慮すべき薬剤です．
- 服薬アドヒアランスの低下が経口吸着炭製剤の薬効発現の妨げとなることから，それを高めるための工夫も必要です．

経口吸着炭製剤とは？

- 尿毒素であるインドキシル硫酸は，食事中のたんぱく質に含まれるトリプトファンが腸内細菌によってインドールに代謝され，インドールが肝臓でインドキシル硫酸へ変換されることで産生されます（**図 1**）[1]．CKD 患者では腎機能低下によりインドキシル硫酸が蓄積し，腎予後や生命予後に悪影響を与えることが知られています[2]．

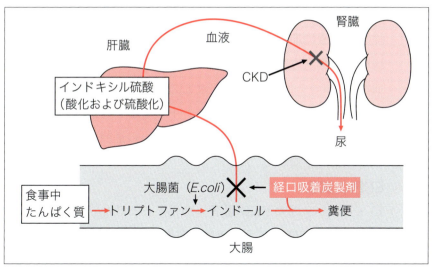

図1　経口吸着炭製剤の作用機序

腎傷害性の尿毒素であるインドキシル硫酸は，食事中たんぱく質に含まれるトリプトファンが腸内細菌によってインドールに代謝され，インドールが肝臓でインドキシル硫酸へ変換されることで産生されます．
経口吸着炭製剤は腸管内でインドキシル硫酸の前駆体インドールを吸着し，糞便中に排泄することにより，血中のインドキシル硫酸を減少させ，腎機能低下を有意に抑制します．

［文献1を基に作成］

- 経口吸着炭製剤 AST-120（クレメジン®）は直径 0.2〜0.4 mm の球状粒子で主に炭素からできています．酸性ないし塩基性の有機化合物に対して活性炭よりも優れた吸着能をもち，腸管内でインドキシル硫酸の前駆体インドールを吸着し，糞便中に排泄することにより，血中のインドキシル硫酸を減少させ，腎機能低下を抑制します（図1）[1]．

これまでの主な臨床研究

1 CAP-KD 試験

- 日本の460例のCKD患者（血清 Cr＜5.0 mg/dL）を，従来の

CKD治療（低たんぱく質食と降圧薬投与）を継続する対照群と，従来の治療に加えて経口吸着炭製剤6 g/日を服用する経口吸着炭群とに割り付けたRCTです．

- 血清Cr値の2倍化，血清Cr≧6.0 mg/dLへの到達，透析導入，腎移植，死亡を複合エンドポイントとしましたが，約1年の試験期間で両群間の複合エンドポイントへの進展率に有意差は認められませんでした[4]．

2 EPPIC試験

- 13ヵ国1,999例のCKD患者（血清Cr＜5.0 mg/dL）を9 g/日の経口吸着炭群とプラセボ群とに無作為に割り付けた大規模RCTです．
- 透析導入，腎移植，血清Cr値の2倍化，死亡を複合エンドポイントとしましたが，約2年間の試験期間で両群間の複合エンドポイント進展率に有意差は認められませんでした（**図2**）[3]．

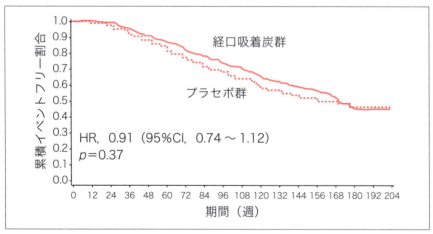

図2　EPPIC試験
13ヵ国2,035例のCKD患者が参加した大規模臨床試験であるEPPIC試験では，複合エンドポイント（血清Cr値の2倍化，透析導入，腎移植，死亡）において経口吸着炭群とプラセボ群の間に有意差は認められませんでした．

［文献3より引用］

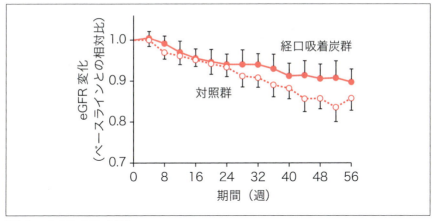

図3　CAP-KD試験
CAP-KD試験では，経口吸着炭群においてeGFR低下速度の有意な抑制効果が得られました．

［文献4より引用］

3 臨床研究の結果から言えること

- 経口吸着炭製剤の投与によるCKD患者の末期腎不全進展や死亡の抑制効果は明確ではないということです．しかし，eGFRの低下速度はCAP-KD試験（**図3**）と，EPPIC試験のプール解析において経口吸着炭群で有意に抑制されています[3,4]．
- その他にも多くの小中規模の臨床研究において経口吸着炭製剤により腎機能低下が有意に抑制されることを示すデータが報告されています．そのため，経口吸着炭製剤は末期腎不全進展や死亡の抑制を目指すことはできませんが，少しでも腎機能の低下速度を抑えたいケースでは使用を考慮しても良い薬剤です．

経口吸着炭製剤使用時に気を付けるべきこと

- 経口吸着炭製剤は以下のような服用方法自体の難しさから臨床現場では服薬アドヒアランスが悪い薬剤と言われており，同薬剤の薬効発現の妨げとなっていました．

① カプセル製剤は1回10カプセルを3回服用するなど服用量が多い
② 細粒製剤は服用時の舌触りがジャリジャリと感じが悪い
③ 食間内服のため他剤を含めると1日の服薬回数が多くなり，よく飲み忘れてしまう　　　　　　　　　　　　　　　　　など

- 最近は服薬しやすい速崩錠も上市され，アドヒアランス向上が期待されています．
- さらに服薬アドヒアランスを向上させるためには，まずは患者さん自身が服薬への意欲をもてるように，医師をはじめとした多職種で分かりやすい情報提供を行い，患者さんの服薬への知識と動機付けをしていく必要があります．
- また，副作用（便秘，腹部膨満，悪心，蕁麻疹など）による苦痛や不安も，服薬アドヒアランスの低下要因となりますので，処方開始前に副作用とその発生率，副作用発現時の対処方法について，十分な説明を行いましょう．
- 飲み忘れのないように，常に携帯する，箱に入れて管理する，目の届きやすい場所に置く，服薬状況を服薬ノートやメモで管理する，同居の家族に服薬を手伝ってもらうなど，ちょっとした工夫も重要です．
- 経口吸着炭製剤をより効果的なものとするためにはたんぱく質制限が必要です．インドキシル硫酸は食事中のたんぱく質に含まれるトリプトファンに由来します．そのためたんぱく質制限には腎臓を保護するだけでなく，尿毒素の素を減らすという意味もあります．

Column **経口吸着炭製剤が腸内細菌叢を改善し，CKD進行抑制に寄与する可能性について**

- 尿毒素であるインドキシル硫酸はすべて腸内細菌によって産生されるため腸内細菌叢を良好な状態に保つことはCKD患者における尿毒素への対策として非常に重要です．
- CKD患者ではカリウム制限による食物繊維の摂取減少やリン吸着薬の使用などから腸管内で尿毒素産生菌が増加することに加え，便秘が起こりやすいため腸管内容物が滞留し，発酵が助長されることで尿毒素産生が亢進します．
- CKDモデルラットの研究[5]では，経口吸着炭製剤が腸内細菌叢を改善することで尿毒素産生が抑制され，また腸管上皮修復能を有する*Lactobacillus*属を増加させることで腸管上皮バリア構造の回復が促進し，腸内細菌が体内に侵入することで起きるbacterial translocationによる炎症反応上昇と腎機能低下が抑制されることが示されていますが，今後は経口吸着炭製剤によるCKD患者の腸内細菌叢改善効果と腎保護効果を検証する臨床研究の結果が待たれます．

Take Home Message

- 経口吸着炭製剤を使用する場合，服薬アドヒアランス向上のためには以下のことがポイントとなります．
  ①多職種により，患者さんへの服薬知識の提供や動機付けを行う．
  ②副作用についての情報や対処方法の説明を十分に行う．
  ③たんぱく質制限を行う．

文　献

1) Niwa T: Role of indoxyl sulfate in the progression of chronic kidney disease and cardiovascular disease: experimental and clinical effects of oral sorbent AST-120. Ther Apher Dial **15** (2): 120-124, 2011
2) Barreto FC et al: Serum indoxyl sulfate is associated with vascular disease and mortality in chronic kidney disease patients. Clin J Am Soc Nephrol **4**: 1551-1558, 2009
3) Schulman G et al: Randomized placebo-controlled EPPIC trials of AST-120 in CKD. J Am Soc Nephrol **26**: 1732-1746, 2015
4) Akizawa T et al: Effect of a carbonaceous oral adsorbent on the progression of CKD: a multicenter, randomized, controlled trial. Am J of Kidney Dis **54** (3): 459-467, 2009
5) Yoshifuji A et al: Oral adsorbent AST-120 ameliorates gut environment and protects against the progression of renal impairment in CKD rats. Clin Exp Nephrol **22** (5): 1069-1078, 2018

30 〈高血圧＋CKD〉でRA系阻害薬を処方するとき

結論から先に

- 「エビデンスに基づくCKD診療ガイドライン2018」に基づく推奨降圧薬は次の通りです．

> ① RA系阻害薬（ACE阻害薬，ARB）が推奨されるのは，尿蛋白を伴うCKDです．
> ただしCKDステージG4，5では，重篤な腎機能悪化や高K血症への十分な注意が必要です．
> ② 蛋白尿がない場合は，RA系阻害薬，Ca拮抗薬，利尿薬などから選択します．
> ③ 75歳以上のCKDステージG4，5では，脱水や虚血に対する脆弱性を考慮し，Ca拮抗薬が推奨されます．

そもそもRA系阻害薬の作用機序は？

- RA系の概略を図1に示します[1]．レニンは，傍糸球体細胞から分泌され，アンジオテンシノーゲンをアンジオテンシンIに変換します．アンジオテンシン変換酵素（ACE）阻害薬は，ACE阻害によるアンジオテンシンII（AII）合成抑制や，ブラジキニン分解抑制などにより，血管拡張を含む様々な心血管系保護作用があります．
- アンジオテンシンII受容体拮抗薬（ARB）は，AII1型受容体（AT1受容体）の拮抗薬ですが，同時にAII2型受容体（AT2

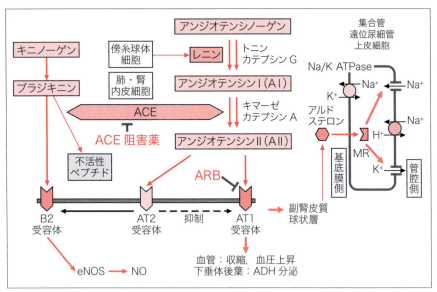

図1 レニン・アンジオテンシン（RA）系とRA系阻害薬（ACE阻害薬，ARB）の作用部位

MR：ミネラルコルチコイド受容体

［文献1を基に作成］

受容体）の刺激作用もあり，AT1受容体と拮抗して血管保護的に作用すると考えられています．

RA系阻害薬の優れた点は？ −臓器保護作用−

- RA系阻害薬（ACE阻害薬，ARB）は，糖尿病合併の有無やCKDステージにかかわらず**末期腎不全（ESRD）への進展および全死亡を抑制する**ことが，多数報告されています．
- 一方で，心血管イベント抑制効果は，他剤に比べた明確な優位性は確立されていません[2]．

RA系阻害薬の副作用は？

- RA系阻害薬投与による主な副作用は，**腎機能低下と高K血症**です．
- RA系阻害薬の副作用が「腎機能低下」であることは，一見矛盾しているように思えますが，これは同薬剤による主な腎保護作用が輸出細動脈拡張による糸球体内圧低下にあるからです．つまりRA系阻害薬は，糸球体内圧低下により糸球体濾過量（GFR）を低下させますが，長期的には糸球体障害を抑制し腎予後を改善します．
- しかし，**進行したCKD（ステージG4，5）では，急激なGFRの低下や尿中K排泄低下に伴う高K血症は，腎代替療法（透析）に直結するため，注意が必要**です．

具体的にどうするか？

1 RA系阻害薬が推奨される患者

a．尿蛋白を伴うCKDステージG1～G3

- 安全性が高く腎予後改善効果も期待できるため，強く推奨されます．

b．尿蛋白を伴うCKDステージG4，5

- 急激な腎機能低下や高K血症には注意が必要です．

2 RA系阻害薬が推奨されない患者

a．CKDステージG4，5の高齢者（75歳以上）

- 75歳以上の高齢CKD患者，とくに動脈硬化が強く脱水や虚血に対する脆弱性が危惧されるCKDステージG4，5では，Ca拮抗薬が推奨されます（**表1**）．

b．投与開始後に急激な腎機能悪化や高K血症をきたしたCKD患者

表1 CKD患者への推奨降圧薬

CKDステージ	75歳未満			75歳以上
	糖尿病，非糖尿病で蛋白尿（＋）*1		非糖尿病で蛋白尿（－）	
G1〜G3	第一選択薬	RA系阻害薬（ACE阻害薬，ARB）	RA系阻害薬（ACE阻害薬，ARB），Ca拮抗薬，サイアザイド系利尿薬［体液貯留］から選択	75歳未満と同様
	第二選択薬（併用薬）	Ca拮抗薬［CVDハイリスク］，サイアザイド系利尿薬［体液貯留］		
G4，5	第一選択薬	RA系阻害薬（ACE阻害薬，ARB）*2	RA系阻害薬（ACE阻害薬，ARB），長時間作用型ループ利尿薬［体液貯留］から選択	Ca拮抗薬*3
	第二選択薬（併用薬）	Ca拮抗薬［CVDハイリスク］，長時間作用型ループ利尿薬［体液貯留］		

*1 軽度尿蛋白（0.15 g/gCr）以上を「蛋白尿（＋）」と判定．
*2 ステージG4，5でのRA系阻害薬（ACE阻害薬，ARB）投与は少量から開始し，重篤な腎機能悪化や高K血症などの副作用出現時は，速やかな減量・中止またはCa拮抗薬への変更を推奨する．
*3 75歳以上のステージG4，5でCa拮抗薬のみで降圧不十分な場合は，副作用に十分注意しながらRA系阻害薬（ACE阻害薬，ARB），利尿薬を併用する．
［日本腎臓学会編：エビデンスに基づくCKD診療ガイドライン2018，東京医学社，p28，2018より許諾を得て改変し転載］

- CKDステージG4，5ではRA系阻害薬は少量から開始し，重篤な腎機能悪化や高K血症などの副作用出現時は，速やかな減量・中止またはCa拮抗薬への変更が推奨されます．

なぜ考え方が変わったか？

- 「エビデンスに基づくCKD診療ガイドライン2018」では，以前のガイドラインと比べてRA系阻害薬投与に慎重さを求める内容に改訂されています．その根拠となったのが，次の2つの臨床研究です．

1 RA系阻害薬投与直後の血清Cr値上昇10～30%でも長期予後不良

● 従来，RA系阻害薬投与後に血清Cr値が30%以上上昇した場合にのみ，他剤への変更が推奨されてきました（National Institute for Health and Care Excellence：Hypertension in adults：diagnosis and management．2016）．しかし，2017年に発表された大規模コホート研究[3]で，RA系阻害薬開始2ヵ月以内の血清Cr値10～30%の上昇でも，ESRD，心疾患，全死亡のリスクが高まることが明らかとなりました（**図2**）．

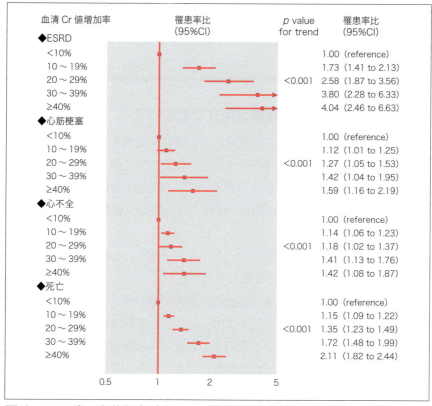

図2 RA系阻害薬投与直後の血清Cr値上昇と長期予後の関連

［文献3より引用］

2 CKDステージ G4, 5 で RA 系阻害薬から他剤への変更で腎機能が改善

- RA 系阻害薬（ACE 阻害薬もしくは ARB）投与中の CKD ステージ G4, 5 の患者さんで同薬剤を中止し，Ca 拮抗薬を含むほかの降圧薬に変更したところ 1 年後の eGFR が 16.4±1.0 から 26.6±2.2 mL/分/1.73 m^2 に上昇したと報告[4]されています．

TAKE HOME MESSAGE

- RA 系阻害薬は尿蛋白のある CKD に推奨されますが，進行した CKD（ステージ G4, 5）や高齢者では，急激な腎機能低下や高 K 血症などの副作用への細心の注意が必要です．

Column 心保護と腎保護は両立できない？

- 降圧薬の選択や降圧目標は，主に臓器保護効果に基づいて決められます．そして，守るべき臓器の代表格は心臓と腎臓ですが，どちらがより重要でしょうか？ 近年の高血圧治療に強烈なインパクトを与えている SPRINT 試験では，非 CKD を含む全患者でみると厳格降圧で心予後や生命予後は改善し，逆に急性腎障害のリスクが高まることが明らかとなっています[5]．心保護と腎保護は両立しにくいものなのかもしれません．
- ところが最近，心臓と腎臓の両臓器保護作用をもつ SGLT2 阻害薬が登場し，注目されています．SGLT2 阻害薬は，腎臓の近位尿細管に発現する SGLT2 を阻害することで，尿細管内へのブドウ糖排泄を促進する「糖尿病治療薬」です．しかし一方では，Na 利尿作用や浸透圧利尿作用[6]などにより，収縮期血圧が 5 mmHg 程度低下する「降圧薬」でもあります．

- SGLT2阻害薬の心・腎保護作用の機序は様々ですが，尿細管糸球体フィードバック（tubuloglomerular feedback：TGF）機構を介した糸球体過剰濾過の是正，利尿作用を介した体液貯留改善作用などによると考えられています．つまり，腎臓と心臓の両臓器の仕事量（負荷）を軽減するのがSGLT2阻害薬であり，それが既存薬にはなかった心・腎保護作用の所以かもしれません．

文　献

1）長田太助：【腎臓病のすべて】腎臓病の治療薬の使い方　レニン－アンジオテンシン系阻害薬の使い分け．医学のあゆみ **249**：881-887，2014
2）日本腎臓学会編：エビデンスに基づくCKD診療ガイドライン2018，p27，東京医学社，東京，2018
3）Schmidt M et al: Serum creatinine elevation after renin-angiotensin system blockade and long term cardiorenal risks: cohort study. BMJ **356**: j791, 2017
4）Ahmed AK et al: The impact of stopping inhibitors of the renin-angiotensin system in patients with advanced chronic kidney disease. Nephrol Dial Transplant **25**: 3977-82, 2010
5）Rocco MV et al: Effects of intensive blood pressure treatment on acute kidney injury events in the systolic blood pressure intervention trial (SPRINT). Am J Kidney Dis **71**: 352-361, 2018
6）Masuda T et al: Unmasking a sustained negative effect of SGLT2 inhibition on body fluid volume in the rat. Am J Physiol Renal Physiol **315**（3）: F653-F664, 2018

31 高齢者の高血圧はどう管理する？

結論から先に

- 診察室血圧測定では，ふらつきや起立性低血圧などがなく忍容性があれば，65〜74歳の降圧目標は130/80 mmHg 未満です．75歳以上の降圧目標は140/90 mmHg 未満ですが，併存疾患の降圧目標が130/80 mmHg 未満とされている場合，130/80 mmHg 未満への降圧を検討しましょう[1]．
- 高齢者でも二次性高血圧のスクリーニングをしましょう．薬剤誘発性高血圧，睡眠時無呼吸症候群，甲状腺機能低下症，慢性腎臓病，腎血管性高血圧にとくに注意しましょう．
- 降圧薬の選択については，原則としてCa拮抗薬，アンジオテンシンⅡ受容体拮抗薬（ARB），アンジオテンシン変換酵素（ACE）阻害薬，サイアザイド系利尿薬（サイアザイド利尿薬およびサイアザイド類似利尿薬）を第一選択薬として使用します．ただし，病態に応じて他剤も検討しましょう．

具体的にどうするか？

- ガイドラインでは家庭血圧測定が勧められています．家庭血圧で135/85 mmHg 以上ならば高血圧と診断します．家庭血圧と診察室血圧で診断が異なる場合は，家庭血圧による診断を優先します[1]．
- 高齢高血圧患者においても収縮期血圧140 mmHg 未満を目標とした降圧療法で心血管イベントは抑制されます（**表1**）[2]．し

表1 高齢高血圧患者に対する降圧療法の有効性と有害事象

	相対危険度（95% CI）	p値	I^2（%）
主要心血管イベント	0.70（0.60〜0.85）	0.0001	0
心血管死亡	0.64（0.46〜0.87）	0.005	25
心筋梗塞	0.79（0.56〜1.11）	0.18	0
脳卒中	0.81（0.64〜1.04）	0.10	19
心不全	0.62（0.44〜0.88）	0.008	21
重篤な有害事象	1.02（0.95〜1.08）	0.60	19
腎不全	2.03（1.30〜3.18）	0.002	46

65歳以上の高血圧症例を対象に，収縮期血圧140 mmHg未満を目標とした降圧療法の有効性および有害事象を検証したメタ解析（fixed effects model）です．主要心血管イベントなどが抑制される一方，腎不全は有意に増加することが示されました．

［文献2より引用］

かし，診察室血圧で収縮期血圧110 mmHg未満への降圧による心血管イベント抑制効果は実証されていません．高齢者は一般に動脈硬化が進行しており臓器虚血が生じやすいので，起立性低血圧や急性腎障害（AKI）などの有害事象に注意し，降圧療法が適切か判断しましょう．血圧と症状の関連がはっきりしないようなら，24時間自由行動下血圧測定を参考にすると良いでしょう．

- 降圧薬の選択については，原則としてCa拮抗薬，ARB，ACE阻害薬，サイアザイド系利尿薬を第一選択薬として使用します．左室収縮能が低下した心不全合併例などではβ遮断薬を第一選択薬として使用できます．
- 骨粗鬆症におけるサイアザイド系利尿薬の骨折予防効果，ACE阻害薬による肺炎抑制効果が報告されています．ただし，いずれも腎血流低下をきたす可能性がある薬剤であり，腎機能を定期的にチェックする必要があります．

表2 ARBの有効性と有害事象を検証したメタ解析(ramdom effects model)

	発症率(%)		相対危険度	95% CI	p値	I^2 (%)
	ARB群	プラセボ群				
全死亡	13.1	12.8	1.03	0.98~1.08	0.2	4.9
心筋梗塞	2.8	2.8	1.03	0.88~1.21	0.72	56.6
脳卒中	6.5	7.0	0.93	0.86~1.00	0.05	8.7
入院を要する心不全	13.2	15.5	0.86	0.73~1.00	0.06	83.9
急性腎障害	2.0	1.7	1.61	1.27~2.04	<0.001	24.5
低血圧	2.8	1.5	1.90	1.40~2.57	<0.001	72.1
高K血症	0.9	0.4	2.12	1.61~2.80	<0.001	0

平均年齢は68歳,平均追跡期間は39ヵ月です.ARB内服群で急性腎障害や高K血症の増加がみられました.

[文献3より引用]

- RA系阻害薬により高K血症が出現することがあるので(**表2**)[3],血清K値をフォローアップしましょう.CKD合併例では,K制限の栄養指導も併用すると良いでしょう.CKDステージG4,5の進行CKDでは,副作用の少ないCa拮抗薬を選択しましょう.
- 家庭血圧測定のみならず,家庭での体重測定を勧めましょう.腎機能増悪時に体重減少が確認できれば,腎前性腎障害を疑います.
- このような場合は,平時と比べて収縮期血圧が10~20 mmHg以上低下していることが少なくありません.利尿薬やRA系阻害薬の減量または中止を検討しましょう.夏季に体重減少・血圧低下が出現しやすくなるので,漫然と同一の降圧薬を継続しないよう注意しましょう.

高齢者高血圧に対する考え方は変わったのか？

- 「高齢者高血圧診療ガイドライン2017」と比べ，「高血圧治療ガイドライン2019」では，降圧基準が厳格化されています．
- 最近，SPRINT試験のサブ解析[4]により，個室で自己測定という特殊環境下での血圧測定にはなりますが，75歳以上の高齢者においても，収縮期血圧の降圧目標を120 mmHg未満（到達収縮期血圧123.4 mmHg）とする積極的降圧群のほうが，140 mmHg未満を目標とする通常降圧群（到達収縮期血圧134.8 mmHg）よりも心血管イベントや心不全，全死亡を抑制することが示されました．介護施設入所者や糖尿病合併例などは除外されていることから，比較的壮健な症例では高齢と言えども積極的な降圧療法による予後改善効果が示唆されました．
- ただし，積極的降圧群で低血圧，電解質異常，AKIが増加する傾向があり，一部CKDへの進展も懸念される結果も示されていることから，厳格な降圧療法を施行する際には，全身状態をより注意深く評価する必要があります．

個人的な経験で言えば

- 高齢者はもともと血圧が高いですが，二次性高血圧も念頭に置いて鑑別診断する必要があります．（「19 いつ二次性高血圧を疑うか？」参照）筆者は下記のようなスタンスで診療しています．
① 漢方やNSAIDsなどの服用歴を聴取し，薬剤性高血圧の可能性がないか確認します．
② 肥満，無呼吸やいびきの指摘，日中の眠気などを確認し，睡眠時無呼吸症候群を示唆する所見をチェックします．ポリソムノグラフィを勧めることもあります．

③疲れやすい，寒がりといった訴えが聞かれたり，患者さんの家族から認知症の発症・進行が疑われていたりする場合，甲状腺機能低下症を鑑別するためにTSH，FT_4を一度はチェックします．

④脱力，手足がつりやすいといったことに加え低K血症があれば，原発性アルドステロン症を疑い，一度は血漿アルドステロン濃度（PAC），血漿レニン活性（PRA）を測定し，PAC/PRA比を算出するようにしています．

⑤加齢とともにCKDの有病率は上昇します．高血圧を有する高齢者の診療では，尿検査で顆粒円柱などの病的円柱，血尿・蛋白尿の有無，血液検査でeGFR，超音波検査で腎形態をチェックし，CKDの合併を評価しています．

⑥高齢者では動脈硬化性腎動脈狭窄をきたしていることが少なくありません．3剤以上の降圧薬を内服しても目標血圧に到達しない治療抵抗性高血圧などでは，超音波検査で腎形態の左右差（長径1.5cm以上）や腎動脈狭窄の有無をチェックしています．

⑦高齢者のCKDや動脈硬化性腎動脈狭窄は腎血流低下によりAKIをきたしやすいです．RA系阻害薬による腎血流低下に注意し，RA系阻害薬開始後は腎機能を定期的にフォローアップしています．Ca拮抗薬のなかでもシルニジピンのような腎保護効果が期待される薬剤もあることから，高齢者に対してCa拮抗薬を使用することは少なくありません．

Take Home Message

- 高齢者の降圧療法の留意点は以下の2つです．
  ① 併存疾患の降圧目標が130/80 mmHgの場合，立ちくらみ，めまい，ふらつき，倦怠感や，腎機能の悪化に注意し，忍容性があれば，75歳以上でも130/80 mmHg未満への降圧を検討しましょう．
  ② Ca拮抗薬は高K血症，AKIなどの副作用をきたすことが少ないので，とくにCKDステージG4，5の症例ではCa拮抗薬を検討しましょう．

文献

1) 日本高血圧学会高血圧治療ガイドライン作成委員会：高血圧治療ガイドライン2019，ライフサイエンス出版，東京，2019
2) Bavishi C et al: Outcomes of intensive blood pressure lowering in older hypertensive patients. J Am Coll Cardiol **69**: 486-493, 2017
3) Elgendy IY et al: Efficacy and safety of angiotensin receptor blockers in older patients: a meta-analysis of randomized trials. Am J Hypertens **28**: 576-85, 2015
4) Williamson JD et al: Intensive vs standard blood pressure control and cardiovascular disease outcomes in adults aged≧75 years: A randomized clinical trial. JAMA **315**: 2673-82, 2016

索 引

欧 文

A・B
α遮断薬　127
AⅡ　168, 193
ACE阻害薬　117, 193, 200
ACTH　125
AGEs　146
AKI（acute kidney injury）　97, 130, 134, 140
Alb　35, 73
ANCA（anti-neutrophil cytoplasmic antibody）　87
──関連血管炎　87, 90
ARB　117, 193, 200
ARR　122
AST-120　187
AT1受容体　193
β遮断薬　201

C
Ca　34
──拮抗薬　117, 193, 201
CAP-KD試験　187
CCr　2
CHA_2DS_2-VAS_Cスコア　182
charge barrier　69
CKD（chronic kidney disease）　12, 15, 28, 57, 94, 100, 114, 131, 140, 152, 167
──-EPI creatinine-cystatin C equation　6
──-MBD（mineral and bone disorder）　29, 40, 147
COX-2阻害薬　142
Cr　2
CRRT（continuous RRT）　136
CVD　108, 167
Cys-C　2

D
DKD（diabetic kidney disease）　57, 131
DOACs（direct oral anticoaglants）　180
DPP-4阻害薬　165

E
eCCr　2
eGFR　182
eGFRcreat　2
eGFRcys　2
EPO　106
EPO製剤　109
EPPIC試験　188
ESA　108
ESRD　167, 194

F・G
FEP（fractional excretion of phosphorus）　28
FGF23（fibroblast growth factor-23）　28, 40
filtration failure　60

GFR（glomerular filtration rate） 1, 12, 115

H
HAS-BLED スコア 182
Hb 106
HbA1c 162
5-HT 67

I
ICAM-1 69
IgA 腎症 8, 61, 80
intact PTH 36, 150
IRRT（intermittent RRT） 136

K・L
K 48
K チャネル 48
LDL アフェレシス 77

M
MCP-1 69
MCV 106
MIBG シンチグラフィ 126
MN 126
Mönckeberg 型 30
MR 拮抗薬 122

N・O
Na 42
Na ポンプ 48
NKCC（$Na^+/K^+/2Cl^-$ 共輸送体）2, 128, 156
NMN 126
NO 168
NSAIDs 140
OAT（organic anion transporter） 129

P
P 28
PAC 122, 204
PAC/PRA 比 122, 204
PCR（protein-creatinine ratio） 17
PRA 122, 204
protein traffic 60
PTH 34
　――関連蛋白 36

R
RA 系 115, 156
　――阻害薬 83, 118, 193, 202
renal indication 134
ROS 167
RPGN（rapidly progressive glomerulo-nephritis） 87, 90
RRT（renal replacement therapy） 134

S
SERM 148
SGLT2 阻害薬 100, 165
size barrier 68
SLED（sustained low-efficiency dialysis） 136
SPRINT 試験 198
SU 薬 162

T・U
Tanaka の式 95
TGF（tubuloglomerular feedback） 199
TNF-α 69
URAT1 167

V・X
V_2 受容体拮抗薬 155
XO 阻害薬 167

和文

あ
アシドーシス　53
アスピリン　142
アセトアミノフェン　142
アドヒアランス　189
アミロイド腎症　74
アルカローシス　53, 121
アルドステロン産生腫瘍　122
アルブミン　15, 35, 73, 129
　──尿　16, 18, 152, 164
アロプリノール　170
アンジオテンシンⅡ　168, 193
　──受容体拮抗薬　193, 200
アンジオテンシン変換酵素阻害薬
　　193, 200

い
異型細胞　25
異所性 ACTH 症候群　124
一酸化窒素　168
インスリン抵抗性　167
インドキシル硫酸　186
インフラマソーム　167

え
壊死性半月体形成性糸球体腎炎像　87
エプレレノン　123
エリスロポエチン　106
エロビキシバット　177

お
横紋筋融解症　53
オキシプリノール　170

か
褐色細胞腫　120, 126

活性型ビタミン D 製剤　34
活性酸素種　167
家庭血圧　200
カプトプリル負荷試験　123
カリウム　48
　──チャネル　48
カルシウム　34
　──拮抗薬　117, 193, 201
　──製剤　34
カルシトニン製剤　38
管外性病変　63
間欠腎代替療法　136
間欠的蛋白尿　80
間質性腎炎　141
管理栄養士　99

き
キサンチンオキシダーゼ阻害薬　167
偽性低 Na 血症　46
急性腎障害　56, 97, 134, 140
急性尿細管壊死　140
急速進行性糸球体腎炎　87
虚血　193

く
クエン酸第二鉄水和物　32
クッシング症候群　120, 124
クッシング病　124
グリクラジド　162
グリッター細胞　25
クレアチニン　2
　──クリアランス　2
クロニジン試験　126

け
経口吸着炭製剤　186
経口抗凝固薬　180
経口糖尿病治療薬　160

経蝶形骨洞下垂体摘出術　125
血液透析　170
血管炎　87
血管内皮細胞　169
血漿アルドステロン濃度　122，204
血小板　67
血漿レニン活性　122，204
血清K値　50
血清Ca値　34
血清Cr値　2
血清P値　28
結節性過形成　30
血尿　23，56
減塩　94，102
顕性アルブミン尿　164
原発性アルドステロン症　120，204
顕微鏡的血尿　8
顕微鏡的多発血管炎　88

こ

降圧　184
抗アルドステロン薬　155
高K血症　50，193，195，202
高Ca血症　34
抗凝固療法　179
高血圧　167
　　――緊急症　120
抗好中球細胞質抗体　87
好酸球性多発血管炎性肉芽腫症　88
甲状腺機能低下症　204
高Na血症　45
高尿酸血症　167
高Mg血症　173
高齢CKD患者　195
高齢者　200
　　――高血圧　203
呼吸筋麻痺　53
骨強度　146

骨質　146
骨折　145
骨粗鬆症　121，146，201
骨密度　146
コルチゾール　124

さ

サイアザイド（系）利尿薬　75，117，
　　155，196，200
細胞外液　42
細胞質内封入体細胞　25
細胞内液　42
細胞内浸透圧　46
サブクリニカルクッシング症候群　124
サルコペニア　99
酸化ストレス　167
酸化マグネシウム　172

し

時間依存性蛋白尿　64
時間平均蛋白尿　64
糸球体過剰濾過　100，199
糸球体腎炎　67
糸球体内圧低下　195
糸球体濾過　1，60
　　――量　1，115
刺激性下剤　172
脂質異常症　124
四肢麻痺　53
シスタチンC　2
シスチン結晶　26
持続腎代替療法　136
持続的顕微鏡的血尿　80
持続的蛋白尿　17，80
シナカルセト　147
ジピリダモール　67
脂肪円柱　24
シュウ酸カルシウム結晶　26

粥状硬化　30
出血リスク　184
上皮機能変容薬　177
食塩　102
食塩摂取制限　94
腎機能低下　195
心血管イベント抑制　194
心血管系保護作用　193
腎血管性高血圧　113, 116, 120
心血管病　108, 167
診察室血圧　200
腎実質性高血圧　113
腎生検　13, 55, 63, 81
腎性貧血　106
腎代替療法　134
浸透圧ギャップ　46
浸透圧性脱髄症候群　45
心房細動　179
心保護　198
腎保護　198

す
推算クレアチニンクリアランス　2
推定1日塩分摂取量　95
睡眠時無呼吸症候群　122, 203
スクロオキシ水酸化鉄　32
ステロイドパルス療法　76, 83
スピロノラクトン　123
スリンダク　142

せ・そ
脆弱性骨折　146
生理的蛋白尿　17
赤血球円柱　24
赤血球形態　106
赤血球造血刺激因子製剤　108
セベラマー　32
セロトニン　67

選択的エストロゲン受容体モジュレーター　148
善玉菌製剤　176
巣状分節性糸球体硬化症　74

た
体液過剰　131
耐糖能異常　124
脱水　44, 193
多発血管炎性肉芽腫症　88
炭酸カルシウム　32
炭酸ランタン　32
たんぱく質制限　99
蛋白尿　56, 60, 83
　──減少効果　67

ち
蓄尿検査　63
中間尿　22
中心性肥満　124
腸腎連関　173
腸内細菌叢　173
治療抵抗性高血圧　120

つ
追生検　58
痛風　167

て
低K血症　51, 122
低Ca血症　39
低血糖　161
低Na血症　45
デキサメタゾン抑制試験　125
デノスマブ　38, 149
テリパラチド　150
電解質異常　42

と

糖尿病　57, 167, 194
　　──性腎症　61, 74, 160, 164
　　──性腎臓病　57
動脈硬化　167, 195
　　──性腎動脈狭窄　204
糖類下剤　172
特発性アルドステロン症　122
トラセミド　129
トラマドール　140
トランスフェリン濃度　106
トルバプタン　158
トロピキソスタット　170

な

ナトリウム　42
　　──ポンプ　48

に

肉眼的血尿　8, 80
二次性高血圧　113, 120, 203
尿細管糸球体フィードバック　156, 199
尿細管障害　62
尿酸　167
尿酸アンモニウム結晶　26
尿酸結晶　26
尿酸トランスポーター　167
尿潜血　23
尿蛋白　12, 15, 60, 83
尿蛋白/クレアチニン比　17
尿中K排泄低下　195
尿中P排泄率　28
尿沈渣　22
尿毒症性骨粗鬆症　146
尿崩症　46
尿路上皮癌　11

ね・の

ネフローゼ症候群　56, 73
脳細胞　45
脳浮腫　45
ノルメタネフリン　126

は

バゾプレシン　46
　　──V_2受容体拮抗薬　155
白血球円柱　25
半月体形成　63

ひ

ビキサロマー　32
微小変化群　74
非ステロイド性抗炎症薬　140
ビスホスホネート　38, 149
皮膚線条　124
皮膚ツルゴール　44
ヒポキサンチン　170
肥満　167
病的蛋白尿　17
微量アルブミン尿　18, 152, 164

ふ

フェブキソスタット　170
フェリチン　106
フェントラミン　127
腹腔鏡下副腎摘出術　123
副甲状腺機能亢進症　35
服薬アドヒアランス　189
浮腫　44, 97
不整脈　53
ブラジキニン　193
フレイル　99
プレガバリン　140
プレバイオティクス　175
フロセミド　128, 158

プロバイオティクス　176
分節性硬化　63, 81

へ
平均赤血球容積　106
ヘモグロビン　106
扁桃摘出　83
便秘　172

ほ
膀胱癌　10
傍糸球体細胞　193
ポドサイト障害　63
ポリエチレングリコール　175
本態性高血圧　113

ま
膜性増殖性糸球体腎炎　74
膜性腎症　74
末期腎不全　167, 194
マルベリー小体　25
満月様顔貌　124
慢性腎臓病　15, 28, 57, 167

み
水制限　47
ミネラルコルチコイド受容体拮抗薬　122

め・も
メサンギウム増殖性糸球体腎炎　81
メタネフリン　126
メタボリックシンドローム　167
メトホルミン　163
免疫抑制薬　85
網赤血球数　108

や
薬剤性高血圧　203
薬物中毒　46

ゆ・よ
有機アニオントランスポーター　129
輸出細動脈拡張　195
予測血清浸透圧　47

ら
ラクツロース　175
ラロキシフェン　149
卵円形脂肪体　24

り
リチウム　141
リツキシマブ　75
リナクロチド　177
利尿薬　97, 152, 193
リン　28
リン吸着薬　31

る
ルビプロストン　177
ループス腎炎　74
ループ利尿薬　75, 128, 155, 196

れ・ろ
レニン　193
　――・アンジオテンシン系　115, 156
　――活性　122, 204
ロウ様円柱　24

わ
ワルファリン　180

むかしの頭で診ていませんか？
腎臓・高血圧診療をスッキリまとめました

| 2019 年 6 月 30 日　第 1 刷発行 | 編集者　長田太助 |
| 2020 年 5 月 10 日　第 2 刷発行 | 発行者　小立鉦彦 |

発行所　株式会社　南　江　堂
〒113-8410 東京都文京区本郷三丁目 42 番 6 号
☎(出版)03-3811-7236（営業)03-3811-7239
ホームページ https://www.nankodo.co.jp/

印刷・製本　壮光舎印刷
装丁　花村　広

Learn Clinical Nephrology and Hypertension in Fast and Easy Way
©Nankodo Co., Ltd., 2019

定価は表紙に表示してあります．
落丁・乱丁の場合はお取り替えいたします．
ご意見・お問い合わせは，ホームページまでお寄せください．

Printed and Bound in Japan
ISBN978-4-524-24813-1

本書の無断複写を禁じます．

[JCOPY]〈出版者著作権管理機構　委託出版物〉
本書の無断複写は，著作権法上での例外を除き，禁じられています．複写される場合は，そのつど事前に，出版者著作権管理機構（TEL 03-5244-5088，FAX 03-5244-5089，e-mail: info@jcopy.or.jp）の許諾を得てください．

本書をスキャン，デジタルデータ化するなどの複製を無許諾で行う行為は，著作権法上での限られた例外（「私的使用のための複製」など）を除き禁じられています．大学，病院，企業などにおいて，内部的に業務上使用する目的で上記の行為を行うことは私的使用には該当せず違法です．また私的使用のためであっても，代行業者等の第三者に依頼して上記の行為を行うことは違法です．